すべての不調を自分で治す

からだの地図帳

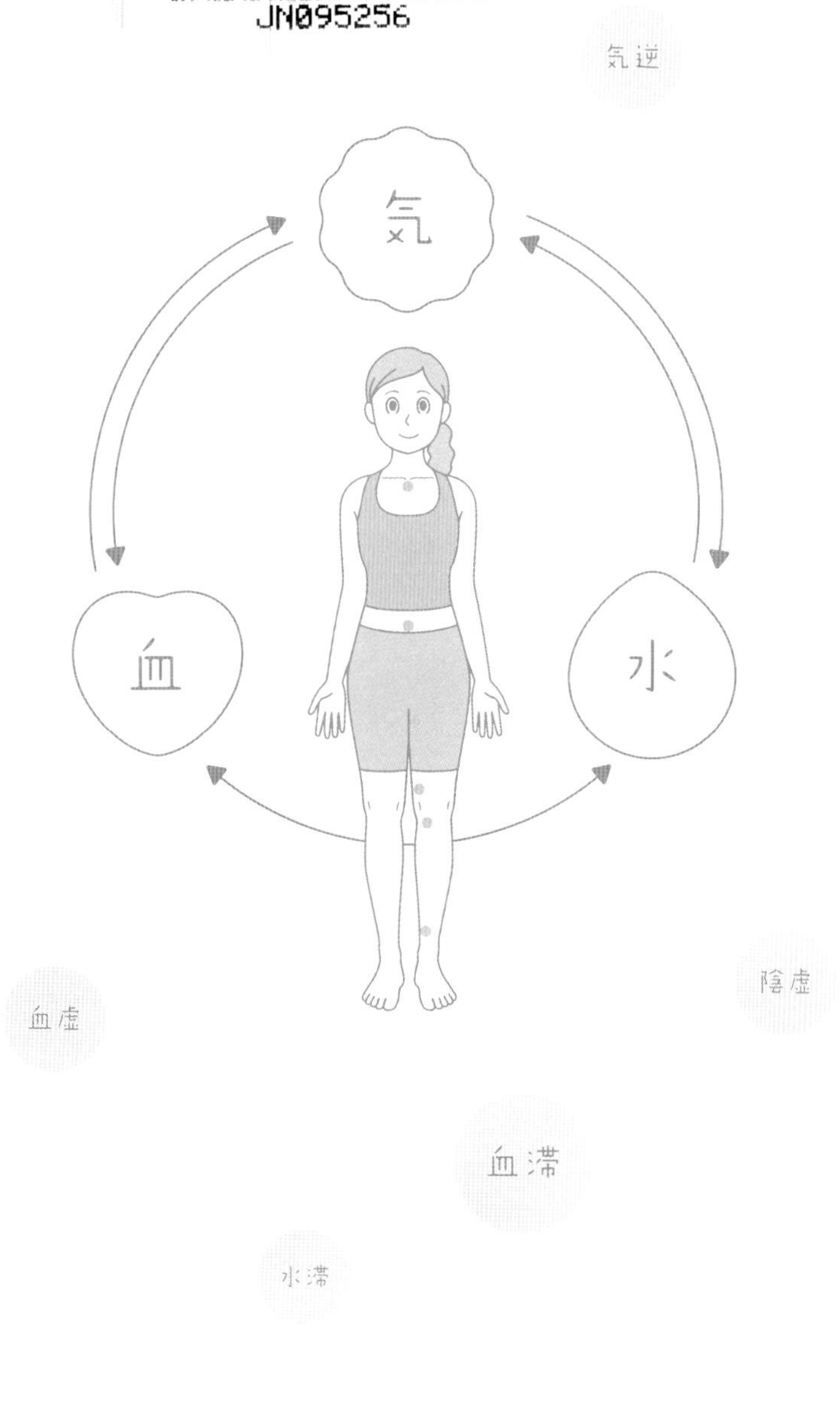

西住之江鍼灸整体院
白井天道 著
白井雄彦 監修

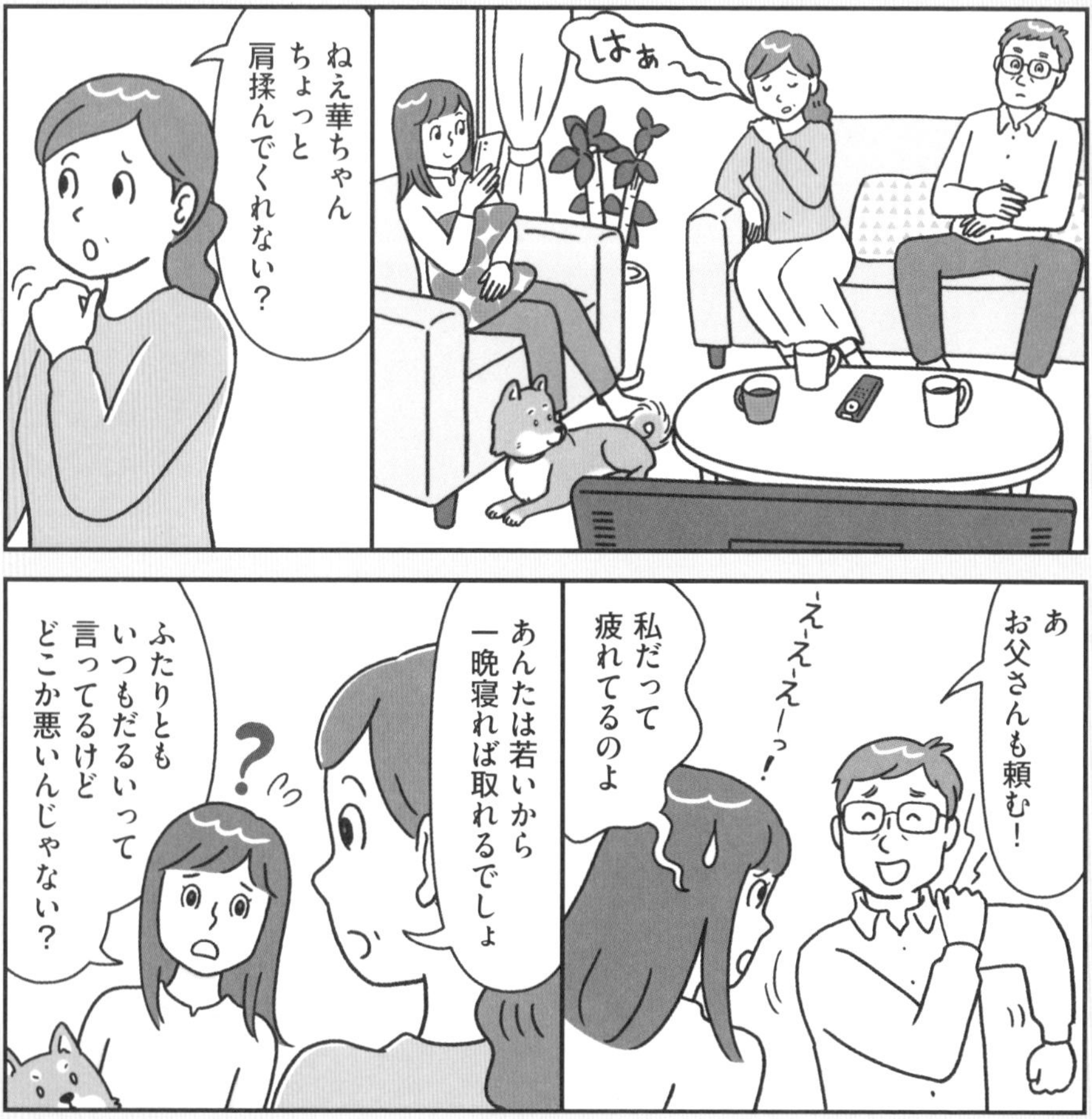
はぁ〜
ねえ華ちゃん ちょっと肩揉んでくれない?
あ お父さんも頼む!
えーえーえーっ!
私だって疲れてるのよ
あんたは若いから一晩寝れば取れるでしょ
ふたりともいつもだるいって言ってるけどどこか悪いんじゃない?
いや…健康診断ではコレステロール値が高いぐらいでほかに問題ないって
はぁ〜
どこか悪いわけじゃないけどなんかだるくて疲れがたまってるっていう感じなのよね〜
そういうのを「未病」っていうの

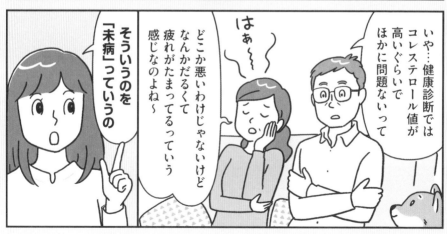

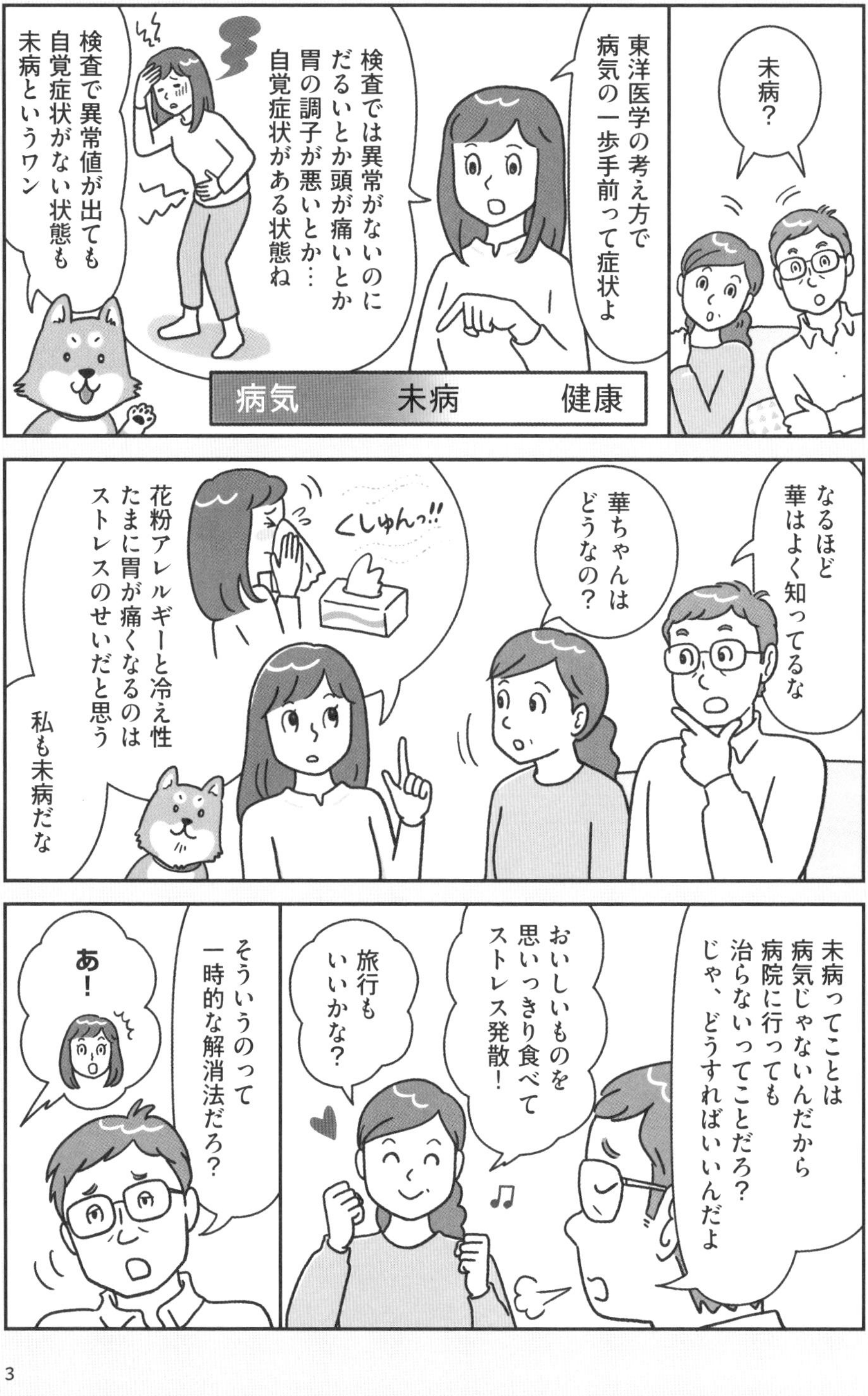

未病？
東洋医学の考え方で病気の一歩手前って症状よ
検査では異常がないのにだるいとか頭が痛いとか胃の調子が悪いとか…自覚症状がある状態ね
病気　未病　健康
検査で異常値が出ても自覚症状がない状態も未病というワン
なるほど華はよく知ってるな
華ちゃんはどうなの？
くしゅんっ!!
花粉アレルギーと冷え性たまに胃が痛くなるのはストレスのせいだと思う
私も未病だな
未病ってことは病気じゃないんだから病院に行っても治らないってことだろ？じゃ、どうすればいいんだよ
おいしいものを思いっきり食べてストレス発散！
旅行もいいかな？
そういうのって一時的な解消法だろ？
あ！

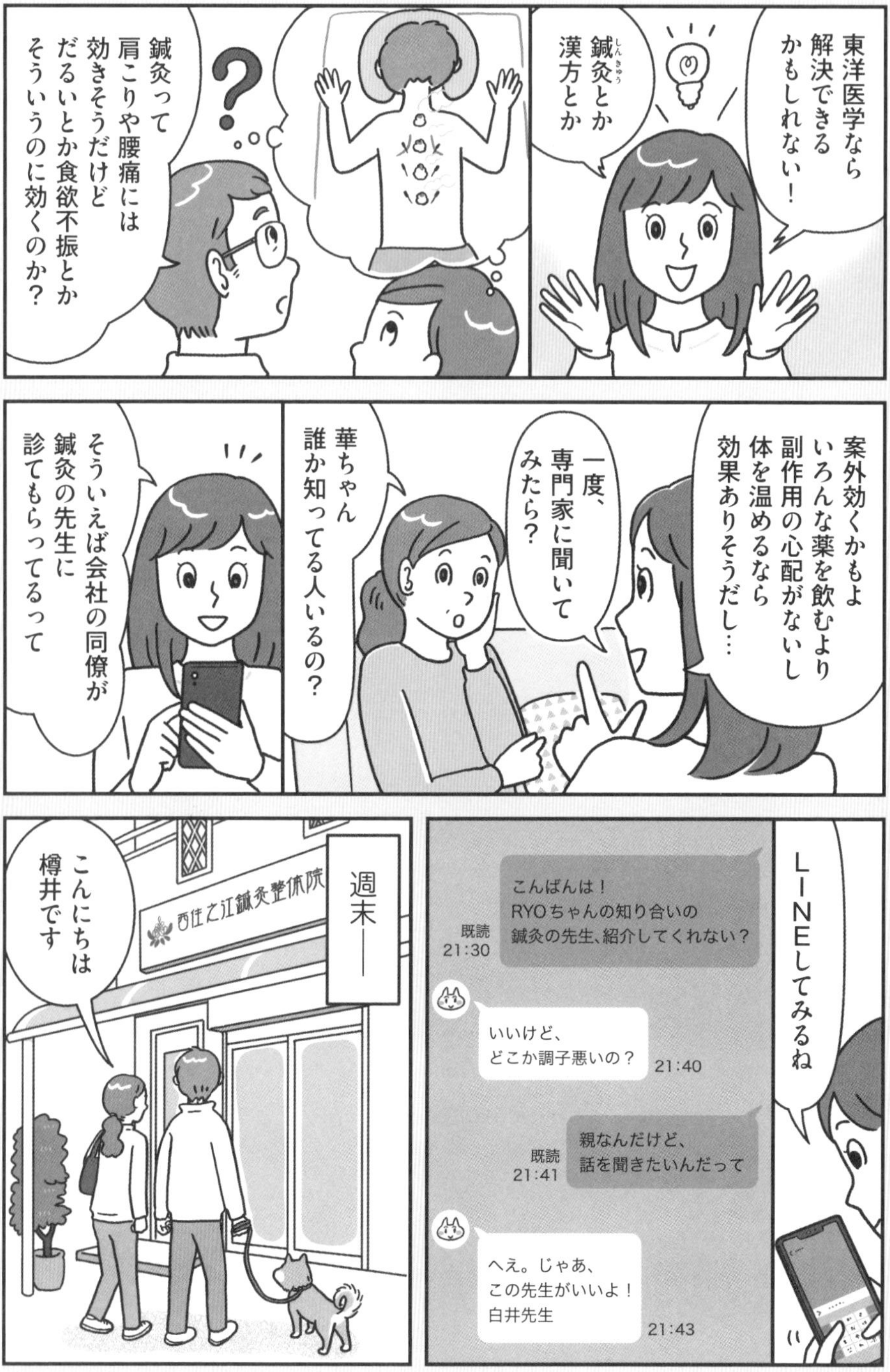
東洋医学なら
解決できる
かもしれない！
鍼灸《しんきゅう》とか
漢方とか
鍼灸って
肩こりや腰痛には
効きそうだけど
だるいとか食欲不振とか
そういうのに効くのか？
案外効くかもよ
いろんな薬を飲むより
副作用の心配がないし
体を温めるなら
効果ありそうだし…
一度、
専門家に聞いて
みたら？
華ちゃん
誰か知ってる人いるの？
そういえば会社の同僚が
鍼灸の先生に
診てもらってるって
LINEしてみるね
こんばんは！
RYOちゃんの知り合いの
鍼灸の先生、紹介してくれない？
既読
21:30
いいけど、
どこか調子悪いの？
21:40
親なんだけど、
話を聞きたいんだって
既読
21:41
へえ。じゃあ、
この先生がいいよ！
白井先生
21:43
週末――
西住之江鍼灸整体院
こんにちは
樽井です

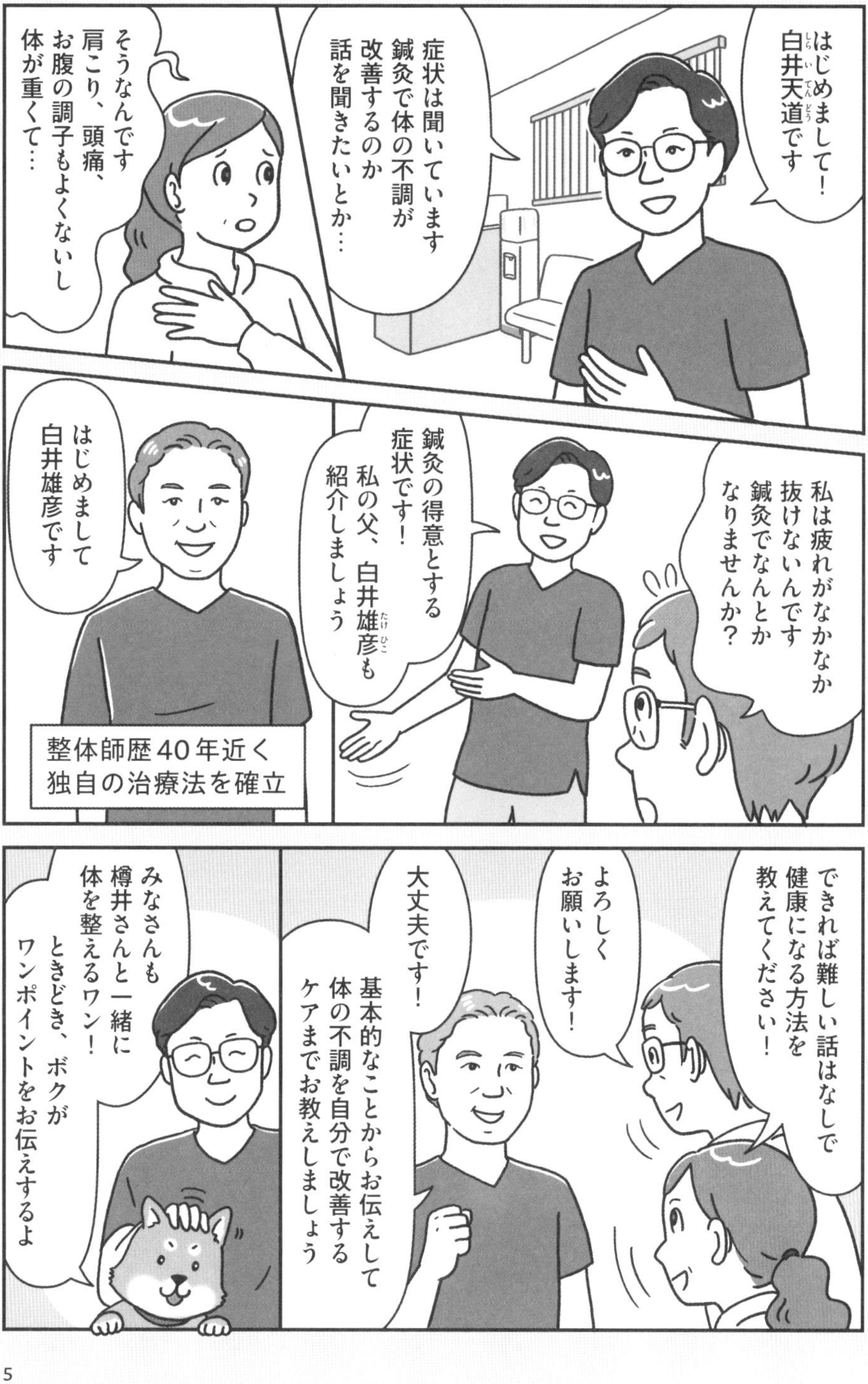
はじめまして！白《し》井《ら》天《い》道《てんどう》です
症状は聞いています 鍼灸で体の不調が 改善するのか 話を聞きたいとか…
そうなんです 肩こり、頭痛、 お腹の調子もよくないし 体が重くて…
私は疲れがなかなか 抜けないんです 鍼灸でなんとか なりませんか？
鍼灸の得意とする 症状です！ 私の父、白井雄《たけ》彦《ひこ》も 紹介しましょう
はじめまして 白井雄彦です
整体師歴40年近く 独自の治療法を確立
できれば難しい話はなしで 健康になる方法を 教えてください！
よろしく お願いします！
大丈夫です！
基本的なことからお伝えして 体の不調を自分で改善する ケアまでお教えしましょう
みなさんも 樽井さんと一緒に 体を整えるワン！
ときどき、ボクが ワンポイントをお伝えするよ

はじめに

こんにちは！　大阪市で西住之江鍼灸整体院を開業している院長の白井天道です。

当院は鍼《はり》と整体を融合させた施術方法で、脊柱管狭窄症《せきちゅうかんきょうさくしょう》やすべり症を中心に体の痛みや不調を改善する整体院です。

みなさんは肩こり、腰痛、体が重くてだるい、疲れが取れない、そんな痛みや不調をなんとかしたくて本書を手にされたのだと思います。

任せてください！　**病院で診てもらって、お薬を飲んでも、なんとなくすっきりしない、良くなったと実感できない……そんな症状は鍼灸治療が得意とするところ**です。本書では自分で自分の不調を診断してケアする方法を紹介しています。

ケアは、ツボを指圧する方法と市販の磁気バンを使用する方法で行います。といっても、**単なる「ツボ押し本」ではありません！**

不調を自分で診断するチェック項目や、**お腹を押して診断する「腹診」**といったプロ並みの**診断方法**から、**根本から不調や痛みを解消する画期的なケア**まで、自分自身で、いつでもどこでもできる方法を紹介しています。

ケア方法は、私の父、白井雄彦とともにわかりやすく解説していきます。

父は鍼灸師、あん摩マッサージ指圧師の国家資格取得者です。私の曽祖父が東洋医学に興味を持ち、鍼灸の研究をしていたのを、父は子どもの頃から見聞きしていました。それがきっかけで鍼灸の学校へ進み、東洋医学を学んでいます。この仕事に就いて40年近くの大ベテラン。今も西住之江鍼灸整体院で日々、患者さんの痛みや不調と向き合い、施術を行っています。

本書で紹介しているケア法は曽祖父から始まり、父が進化させた「天道《てんどう》脈診《みゃくしん》経絡《けいらく》整法《せいほう》」をベースにしています。実際に父が当院で施術に用い、好結果を出してきた方法を、みなさんがマネしやすいように考案したユニークなケア法です。また、当院に来られた多くの患者さんの痛みを解消してきた方法ですから、効果的なのは保証済みといえるでしょう。

本書は父と私、「最強」といってもいい、痛み解消のプロがタッグを組んで取り組んだ一冊です。みなさんの痛みや不調の改善に、必ずやお役に立てるはずです!

白井天道

樽井《たるい》さん一家

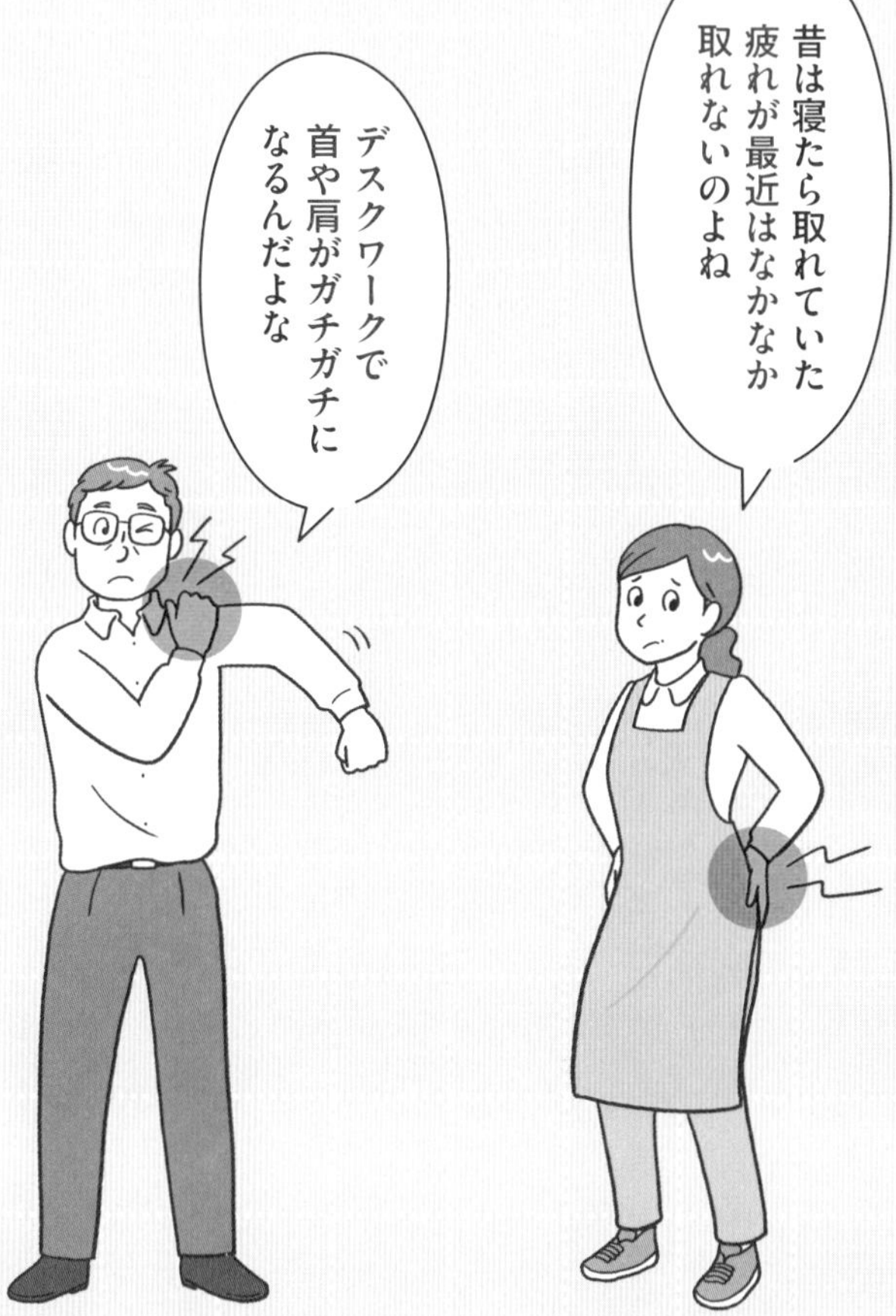
昔は寝たら取れていた疲れが最近はなかなか取れないのよね
デスクワークで首や肩がガチガチになるんだよな

気虚
気滞
気逆
血虚
血滞
陰虚
水滞

夫・喜久雄《きくお》さん

50代。旅行代理店の企画開発部でツアーの企画を担当。若いころは添乗員として活躍。現在はデスクワークがほとんど

樽井友美《たるいともみ》さん

50代。スーパー「梅阪」のレジ係を務める。立ち仕事のせいか、腰痛や足のむくみに悩む

西住之江鍼灸整体院

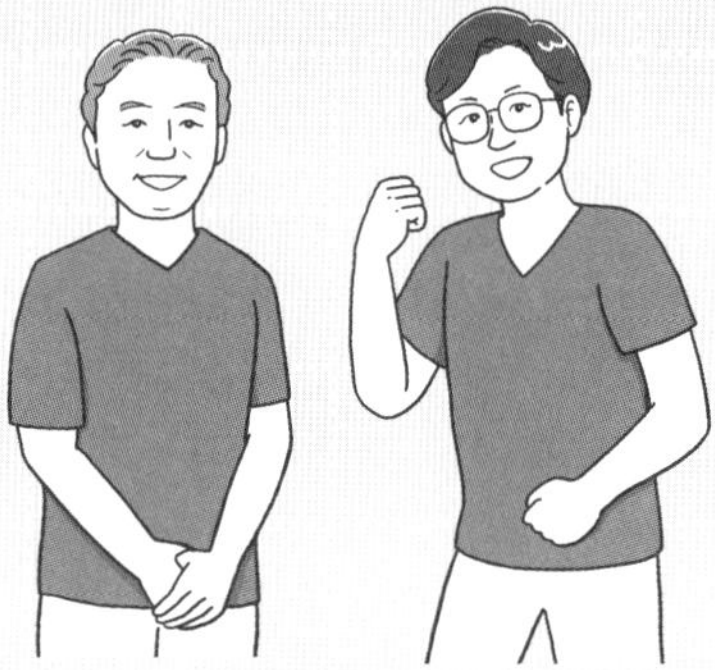

ドラッグストアや100円ショップで販売する身近なアイテムを使って超オリジナルの治療法を紹介します

樽井さんご夫婦と一緒に読者のみなさんに効果抜群なケアを教えます！

氣
血
水

白《しら》井《い》雄《たけ》彦《ひこ》

天道先生の父で
整体師歴は
40年近い

白《しら》井《い》天《てん》道《どう》

西住之江
鍼灸整体院
院長

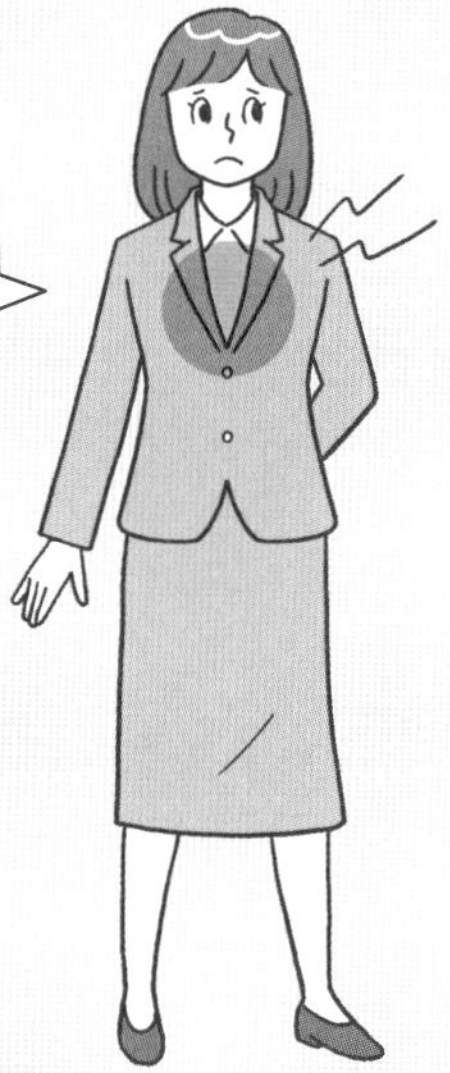

若くても疲れるし仕事をしてるとストレスたまるわ～

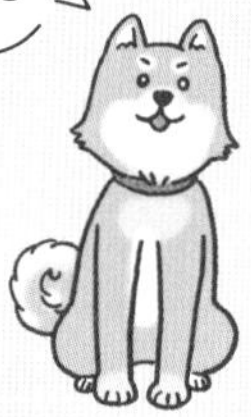

ワンポイントを教えるワン！

ポチ

人間の言葉を理解する柴犬。東洋医学やセルフケアのワンポイントを教える

娘・華《はな》さん

20代。管理栄養士の資格を持ち、食品会社に勤務。ストレスがたまると花粉アレルギーや冷え性、胃痛や生理痛が出やすい

目次

2章

黙っている「五臓」の健康、意識してますか？

3章

序章

原因不明の「未病」は東洋医学の得意分野

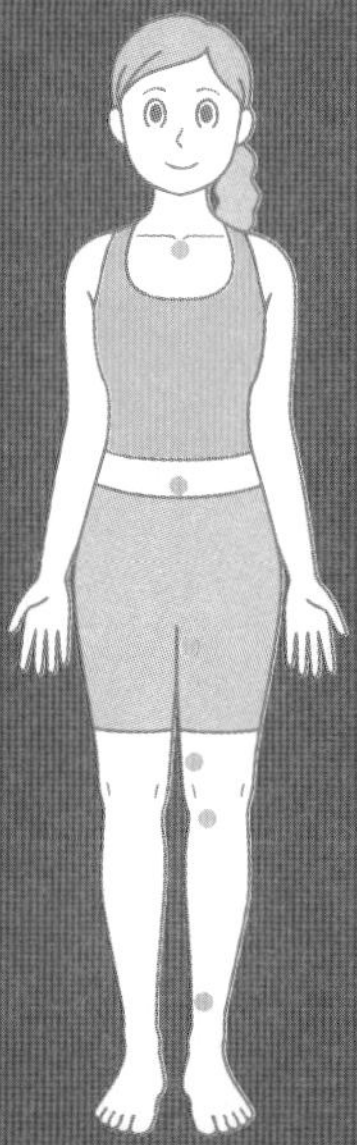

病気になってから治療する西洋医学、「未病」の状態を治す東洋医学

なんとなくだるい、頭が重い、胃がもたれる、食欲がない……。そんな体の不調はだれもが一度や二度は経験したことがあると思います。

不調や痛みが続いて、少し心配になり、かかりつけのお医者さんに診断を仰いだり、人間ドックを受けたりしても、「異常は見つかりませんでした」で終わってしまうこともありがちです。しかし、そう言われても、不調や痛みが解消されるわけではありません。

西洋医学では治療をする前に検査をして、診断基準にしたがって病名をつけます。

たとえば「胃が痛い」という症状を患者が訴えれば、その原因を見つけ、「胃潰瘍」であるとか「胃炎」とかいう病名をつけます。そして、治療が始まります。

胃カメラやレントゲンなどで検査をして潰瘍もなし、炎症も起こしていなければ病名がつかず、「異常はありませんね」となってしまうのです。

それで安心して胃痛が治る場合もありますが、すっきりしないこともあるでしょう。そしてまた、念のために違う病院に行って、検査を受けても異常が見つからない、すっきり

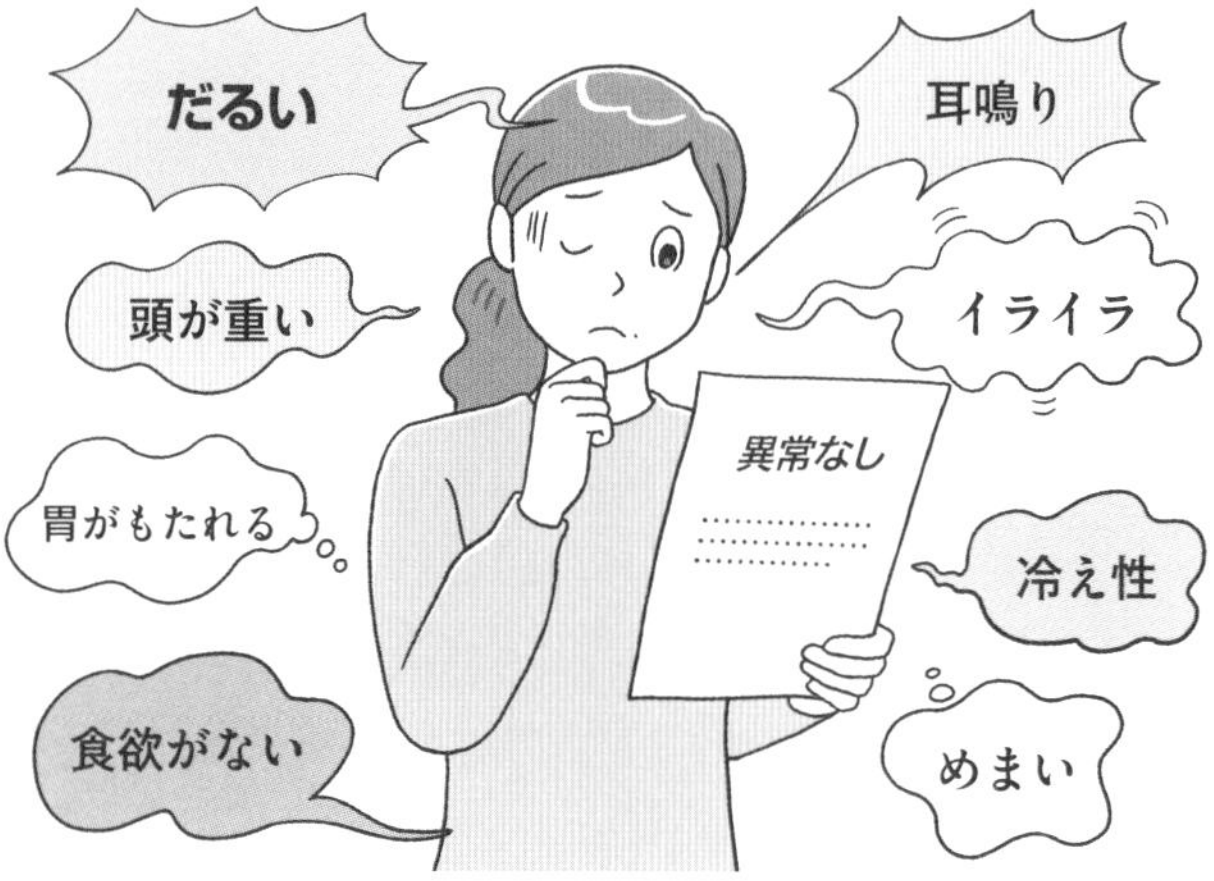
だるい
耳鳴り
頭が重い
イライラ
異常なし
胃がもたれる
冷え性
食欲がない
めまい

病名がわからない不調の「未病」

しない、また違う病院に行くといった繰り返しになっている人もいるでしょう。

では、東洋医学ではどうでしょう？　聴診器を当てることもなく、ましてや胃カメラもレントゲンも撮りません。患者さんの顔色、舌の色を見て、脈の強弱を調べ、さらに生活習慣を聞くなどして症状の原因を判断し、それに応じた治療をします。

症状はあっても検査の結果、西洋医学では「異常なし」と診断されるような状態を東洋医学では**「未病」**といいます。**そのままにしておくと病気になってしまう可能性がある状態**という意味です。東洋医学では、病名がつくような疾患になる前に「未病」の状態で治療することを重視しています。

自己治癒力を高め、体のバランスを整える東洋医学

治療法も、西洋医学と東洋医学では大きく異なります。

西洋医学では症状の原因を見つけ、投薬か、ときには手術で患部を除去し治療します。

一方の東洋医学は患部に直接働きかけるような投薬や手術は行いません。漢方薬や鍼灸で自己治癒力を高め、症状を緩和し、改善していきます。


自己治癒力を重要視するのが東洋医学の治療法なのです。これが大きな違いです。

このような治療法を用いるのは、東洋医学には次のような考え方があるからです。

東洋医学は人の体を構成し、**生命を維持しているのは「気」「血」「水」という3つの要素**であると考えています。(気・血・水については、次の1章で詳しく説明します)。

この3要素は互いに関係し合いながら、「経絡《けいらく》」(体のツボとツボを結ぶ)という通り道を流れて体内を循環しています。3要素がバランスよく循環しているのが健康な状態です。

しかし、そのどれかひとつが滞ったり、不足したりするとバランスが崩れ、さまざまな不調が発症するのです。

体は気・血・水でできている

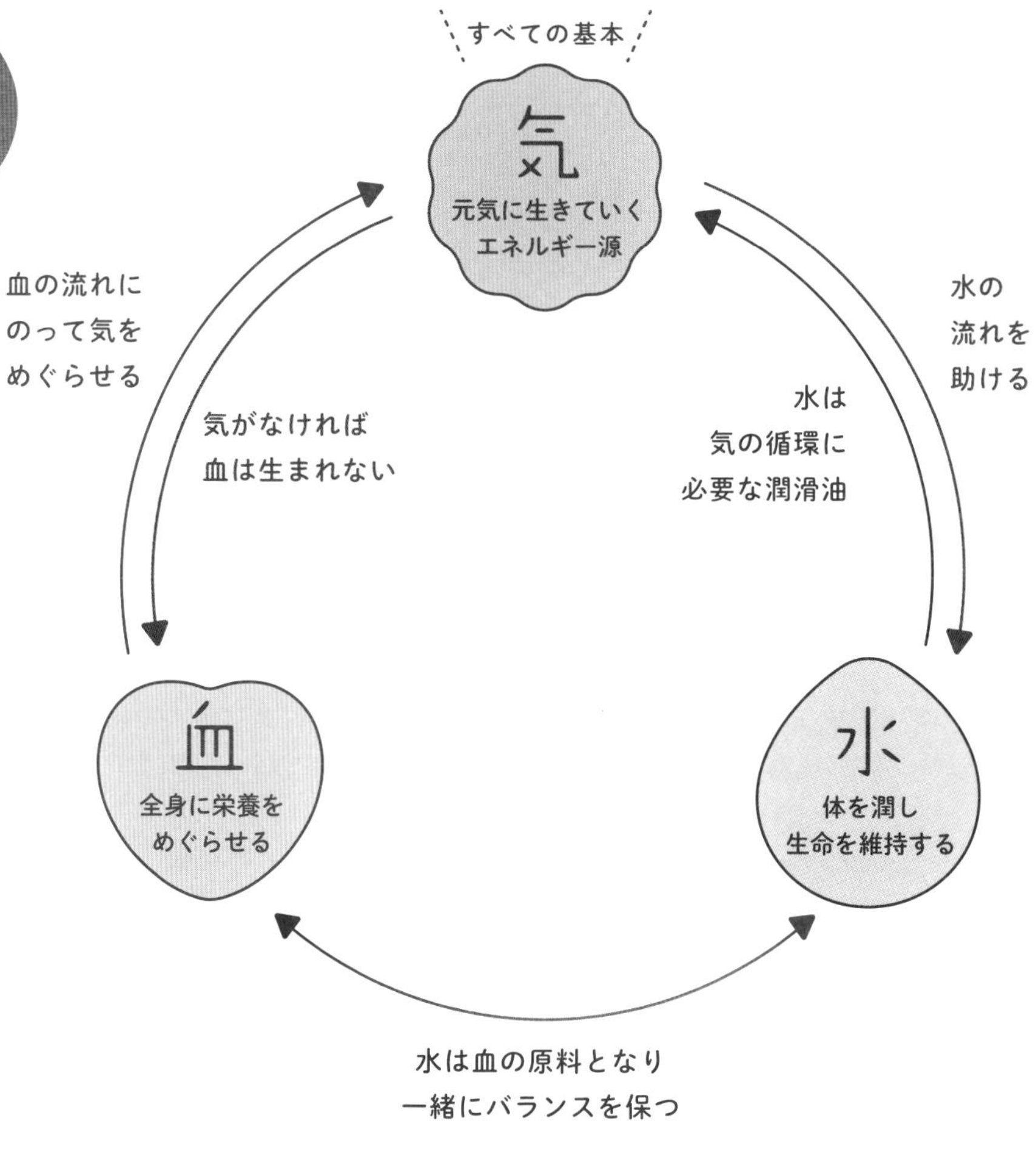
すべての基本
気
元気に生きていく
エネルギー源
血の流れに
のって気を
めぐらせる
気がなければ
血は生まれない
水の
流れを
助ける
水は
気の循環に
必要な潤滑油
血
全身に栄養を
めぐらせる
水
体を潤し
生命を維持する
水は血の原料となり
一緒にバランスを保つ

3要素のバランスは自己治癒力によって保たれています。自己治癒力は自分の力で病気やケガを治す力で誰もが生まれながらに持っている力です。

生活習慣、ストレス、季節、環境の影響などでこの自己治癒力が弱まり、気・血・水のバランスが崩れてくると、胃腸の不調、だるさ、頭痛といった「未病」の症状が現れます。たとえば胃腸の不調でしたら、原因が体の冷えなら、冷えが自己治癒力を弱め3要素のバランスを崩してしまった結果と判断できます。そこで漢方薬や鍼灸などで体を温めるなどして自己治癒力を高め、体のバランスを正常に戻していくのです。その結果、不調が改善されていくというわけです。

このような治療法の違いから、西洋医学と東洋医学では、治療の得意分野が分かれます。

・西洋医学……病気の原因がはっきりした症状や緊急性のある症状の治療
・東洋医学……検査をしても原因が不明な症状（未病）の治療

さて、みなさん。未病を放っておくといつしか、重篤な病気になることもあります。それに、不調を抱えたままの生活は決して快適とは言えません。そこで、自己治癒力を高め、体のバランスを整え、未病のうちに治しておくことが健康を保つうえで大切なのです。

ポチのワンポイント

ポチ 東洋医学といってますが、実はアジア発祥の医学の総称なんです。

雄彦 インドのアーユルヴェーダ、中国の中医学、韓国の韓医学などの総称ですね。

ポチ 日本発祥の伝統医学は漢方だワン。

雄彦 そうですね。中国の病院には内科や外科と同列で鍼灸科があります。日本でも東北大学病院の漢方内科のように鍼灸治療を取り入れている総合病院が少しずつですが、増えてきました。未病のように、西洋医学だけでは治療しにくい症状の改善に大きな期待が寄せられています。

東洋医学の考え方を基本にしたセルフケアで気を整える

ここまで西洋医学と東洋医学の違いをお話ししてきました。

私の父が行っている施術は、東洋医学の考え方をベースに独自に進化させた鍼治療（天道脈診経絡整法）です。簡単に説明すれば、
・脈の強弱を調べる脈診で、全身の「気」の流れを読む
・鍼により流れを整える
・自然治癒力を高めていく
という手法です。


本書では、**鍼に代わり、手に入りやすく、使いやすい磁気バンを使用して体の痛みや不調を改善するケアを紹介**していきます。

磁気バンは磁気の刺激で血行を良くし、肩や腰などの筋肉のこりをほぐす医療器として一般的に使用されています。よく知られている「ピップエレキバン」も磁気バンです。

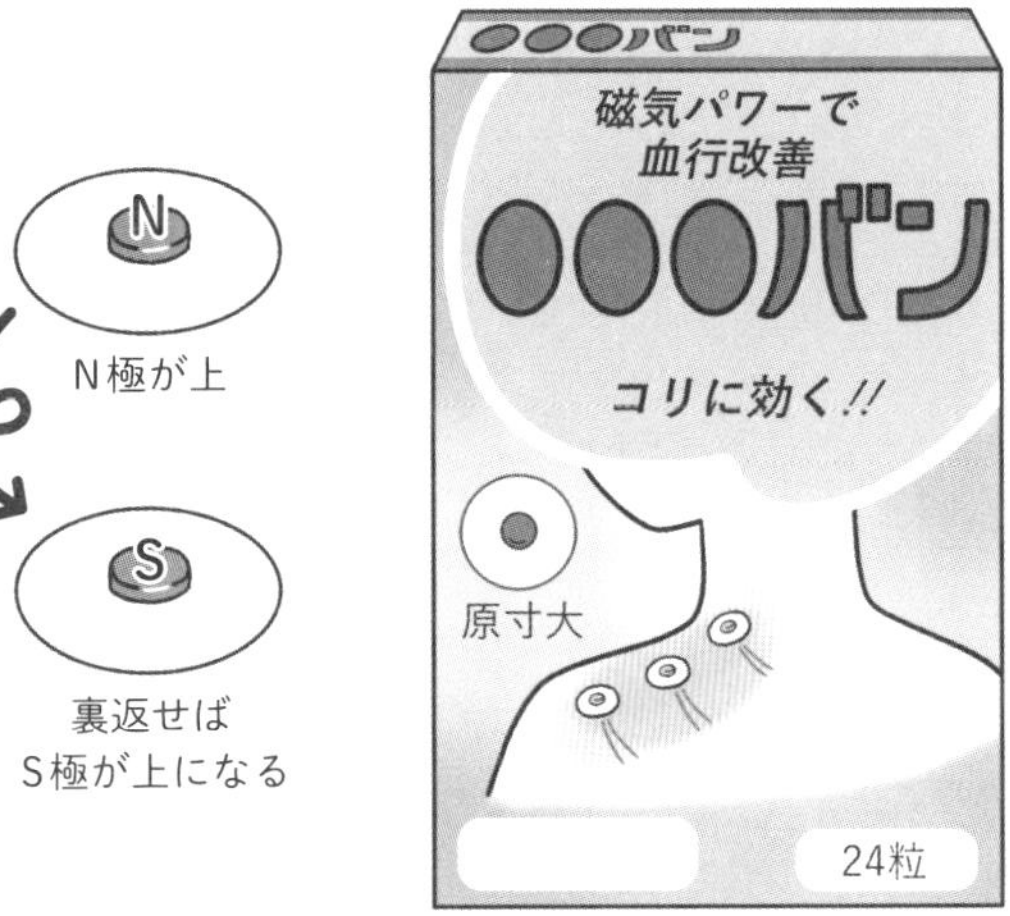
N極が上
裏返せば
S極が上になる
○○○バン
磁気パワーで
血行改善
○○○バン
コリに効く!!
原寸大
24粒

鍼の代わりに磁気バンを利用する

磁気には、生体電流の流れを整える働きもあります。

生体電流は人間の体内に流れている微弱な電流で血液やリンパの流れ、脳や心臓の動きに関わっていると考えられています。心電図や脳波の計測ができるのは、生体電流が流れているからです。

生体電流は東洋医学の「気」と考えていいでしょう。ですから、**生体電流の乱れは「気」の乱れ**と考えられます。「気」が乱れれば、気・血・水のバランスが崩れますから、体の不調が生じるのです。

私の経絡整法では鍼治療で「気」の流れを整えますが、みなさんが自宅で行うセルフケアでは鍼の代わりに磁気バンを利用します。

人の体と天地が相応する東洋医学の思想とケア法

磁気バンは「気」の通り道である経絡上に貼ります（具体的なケアの方法や効果については3章で説明していきます）。

ここで頭の片隅にでもいいので覚えておいてほしいのは、**ケアをする際には、最初に頭頂部と足の裏に指圧による刺激を入れる**ということです（90ページ）。

では、なぜ、最初に頭頂部と足の裏に刺激を入れるのか？

その理由も、東洋医学の考え方に基づいています。

東洋医学では、人体の機能と天地や自然は相応している、一体であると考えています（人も天の一部であり、天と一体であるという考えを「天人合一《てんじんごういつ》思想」といいます）。

最初に、頭頂部と足の裏に刺激を入れる理由

頭頂部は「天」に、足の裏は「地」に通じています。頭頂部と足の裏で「天地」、つま

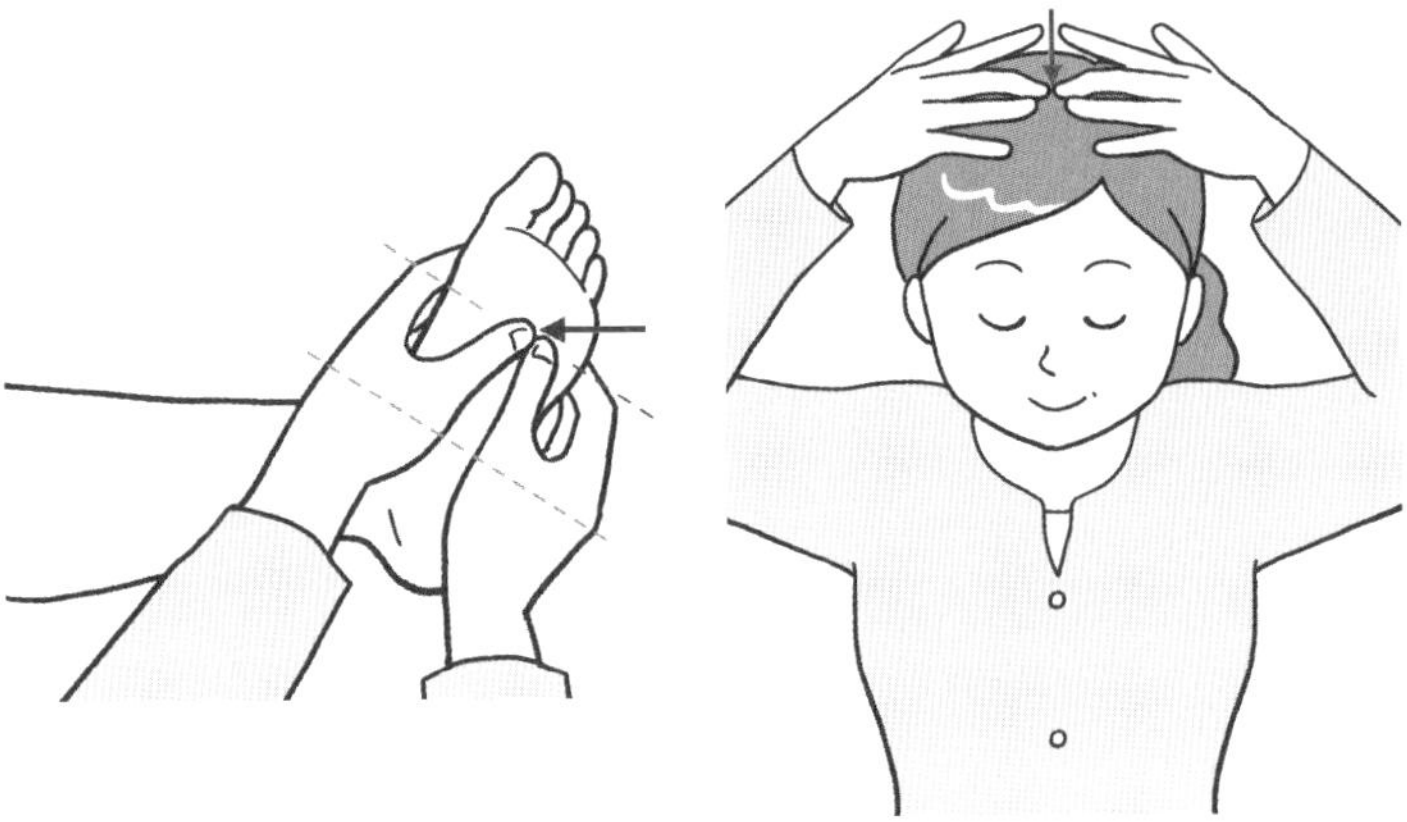

頭頂部と足の裏で「天地」を体現

り自然を体現しています。

最初に「天」に刺激を入れ、経絡という道を通して「地」に通じる足の裏にまで行きわたらせます。そうして、乱れた「気」の流れを整えて自然と調和させてから、個々の不調を改善するケアを行ったほうが効果的なのです。

ここまで西洋医学と東洋医学の違い、そして東洋医学を進化させた独自の経絡整法についてお話ししてきました。

次の1章からはもう少し詳しく「気・血・水」について説明し、どのバランスが崩れると、どのような症状が現れるかをお伝えしていきましょう。

ポチのワンポイント

ポチ　人間は寒いと風邪を引いたり、猛暑では熱中症になったり、自然の変化に影響を受けてるワン。

雄彦　人間は空気がなければ生きていけません。空気も自然の恩恵ですね。

ポチ　犬もそうです。自然と調和するって大事なんだワン。

天道　ちなみに、私の名前は東洋医学の〝天〟からついてるんです。

雄彦　そして自然に寄り添い、行き交いできるようにと〝道〟をつけたんです。

ポチ　自然と交流するなんて雄大な名前だワン！　僕はポテトチップスが大好きだから、ポチなのかなあ？

1章

気・血・水のタイプ診断で「未病」を治す

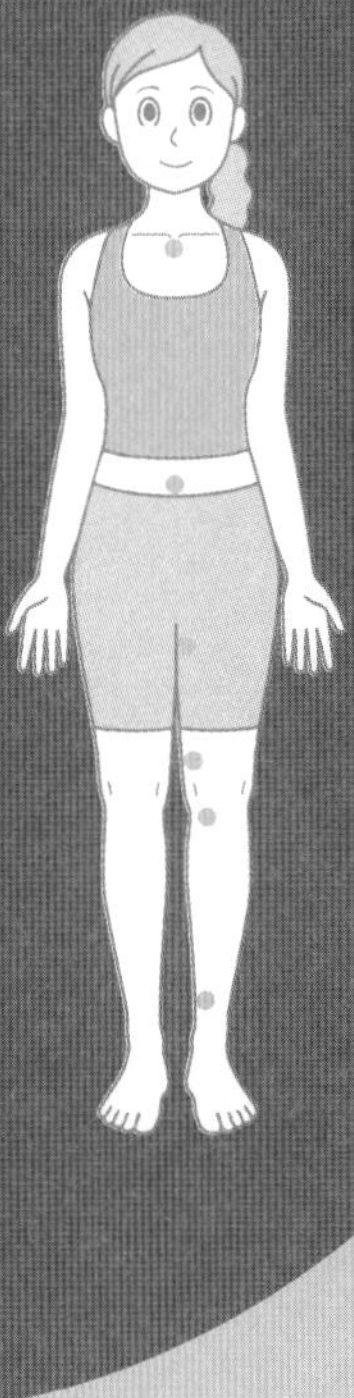

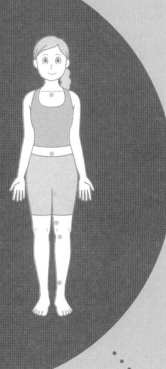

気・血・水は体内の「潤い成分」、健やかに生きるために必要なもの

気・血・水は、体を構成する3要素であり、体内の「潤い成分」といえます。これらが**不足することなく、全身をめぐっていることが、心身ともに健やかでいられる条件**なのです。

序章でもお話ししましたが、私は「気」とは生体電流と同じと考えています。生体電流は体内で常に起きている微弱な電気で、血液やリンパの流れ、脳や心臓、そして内臓の動きはこの生体電流によって機能しています。正常な体の状態を保つために重要な役割を担っているのです。

ですから、**「気＝生体電流」は、生きるために必要なエネルギー源**といえるでしょう。東洋医学の本などには「生きるため」とだけ書いてあることが多いのですが、私は**「元気に生きるためのエネルギー源」**と強調しておきたいと思います。「元気に」というのは「健康に」という意味です。もちろん、健康というのは肉体を指すだけではなく、精神的

にも良好な状態のことです。

血とは、脈管（血管・リンパ管）のなかを流れる赤い液体です（ただし西洋医学の「血液」とは少し異なります）。**全身をめぐり、さまざまな器官に栄養を与えます。**そして、筋肉、骨格を育て、髪や爪には潤いを与える作用もあります。

東洋医学では、血は、飲食から取り入れた水穀（＝飲食物）の「気」、呼吸から取り込んだ「精気」と「水」が結合し、心《しん》の作用で赤くなったものとされます。肝《かん》に貯蔵され、必要な量を肝がコントロールし、心がポンプのような役割を果たして体のすみずみにまで送り出しています。

血以外のすべての水分が水です。体液、リンパ液、涙、尿などはすべて水です。**水は全身をめぐり、体を潤します。**体表も体のなかも水が行きわたっているからこそ、乾燥せず、スムーズに活動できるのです。関節や筋肉もなめらかな動きができます。

ですから、私たちが生きていくために水は必要不可欠なのです。

水は脾《ひ》で作られ、肺《はい》によって体中に配られ、腎《じん》に集められます。腎では老廃物を含んだ水を尿や汗として排出し、きれいな水は再利用してまた全身に行きわたらせます。

あなたの不足と滞りをチェック
「気・血・水」の7タイプ診断

体は気・血・水の不足や滞りによって、不調をきたします。不調は7つのタイプに分けられます（そのうち「気逆」だけは、滞りというよりも逆流状態を指します）。

次に紹介する7タイプのチェック項目で、今のご自身の状態をチェックしてみてください。**一番多い項目があなたのタイプ**です。ただし、複数のタイプに当てはまる人も多いです。

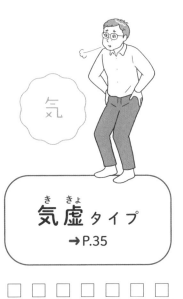

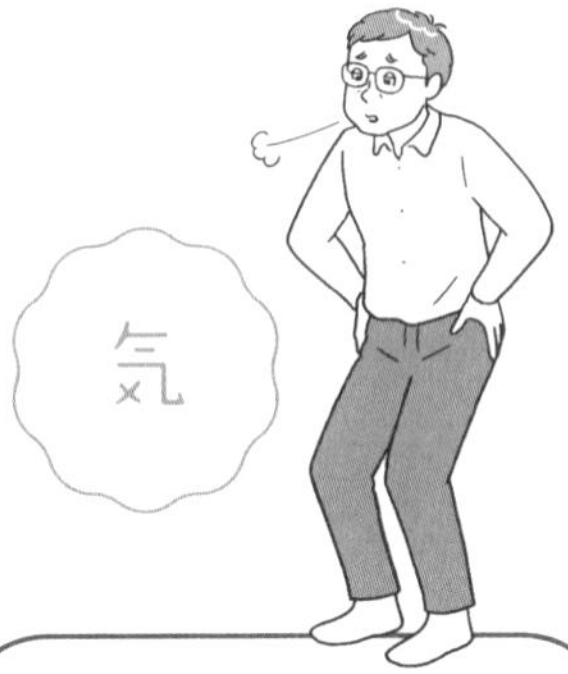

気《き》虚《きょ》タイプ

→P.35

- □ ヤル気が起きない
- □ 疲労感が抜けない
- □ 胃腸虚弱である
- □ 息切れしやすい
- □ 風邪をひきやすい
- □ 声は低く小さめ
- □ 軟便・下痢になりやすい

□個

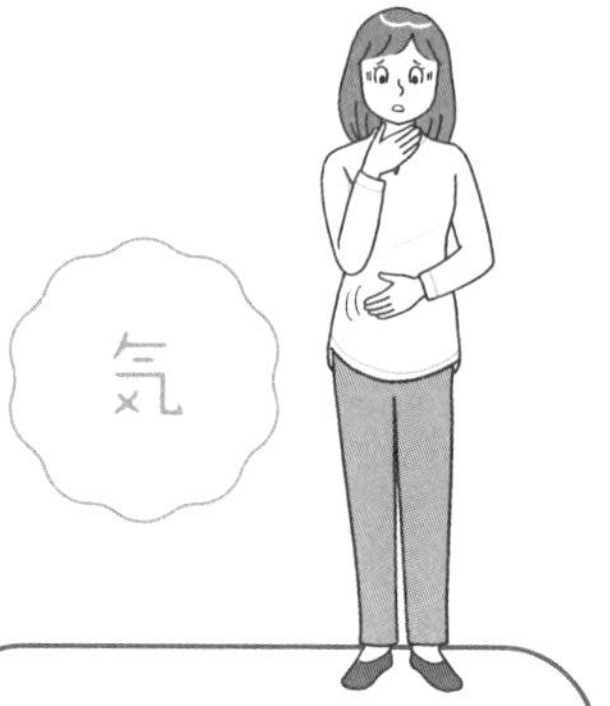

気《き》滞《たい》タイプ

→P.37

- □ 体がだるい、頭がボーッとする
- □ ヤル気はあるが仕事が進まない
- □ 気持ちが落ち込む
- □ 喉のつかえ感がある
- □ お腹が張る
- □ 憂うつ感がある
- □ 下痢と便秘を交互に繰り返す

□個

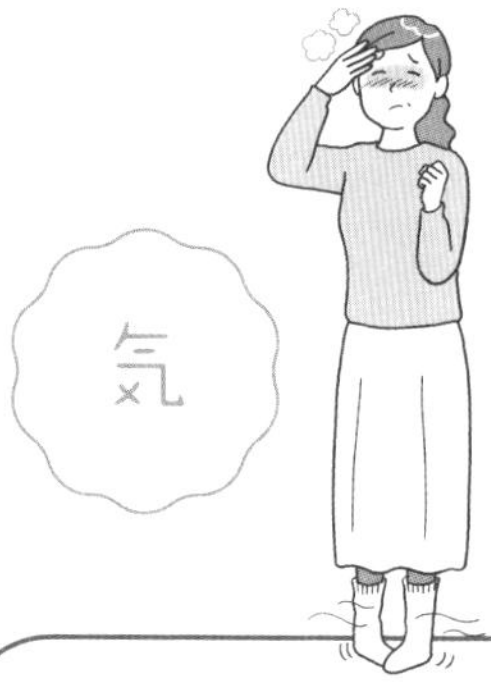

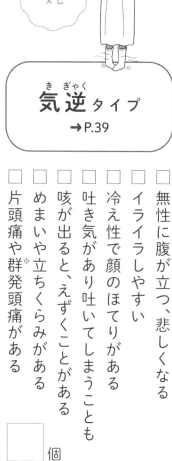

気《き》逆《ぎゃく》タイプ

→P.39

- □ 無性に腹が立つ、悲しくなる
- □ イライラしやすい
- □ 冷え性で顔のほてりがある
- □ 吐き気があり吐いてしまうことも
- □ 咳が出ると、えずくことがある
- □ めまいや立ちくらみがある
- □ 片頭痛※や群発頭痛がある

□個

※片方の目の奥が激しく痛む頭痛

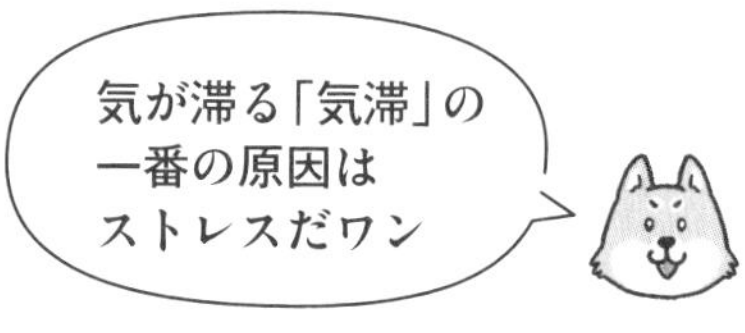

気が滞る「気滞」の
一番の原因は
ストレスだワン

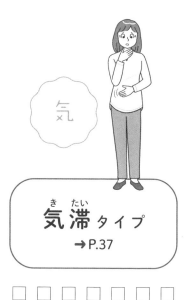

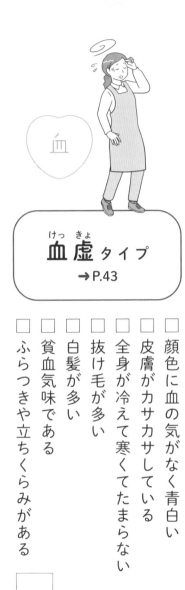

血虚《けっきょ》タイプ

→P.43

- □ 顔色に血の気がなく青白い
- □ 皮膚がカサカサしている
- □ 全身が冷えて寒くてたまらない
- □ 抜け毛が多い
- □ 白髪が多い
- □ 貧血気味である
- □ ふらつきや立ちくらみがある

□個

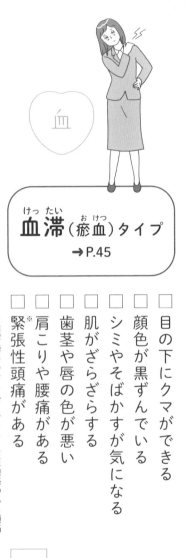

血滞《けったい》（瘀血《おけつ》）タイプ

→P.45

- □ 目の下にクマができる
- □ 顔色が黒ずんでいる
- □ シミやそばかすが気になる
- □ 肌がざらざらする
- □ 歯茎や唇の色が悪い
- □ 肩こりや腰痛がある
- □ 緊張性頭痛※がある

※頭が締めつけられているような圧迫感のある頭痛

□個

「血虚」の女性は経血の量が少なめ、
「血滞」だと経血にかたまりが
見られるワン

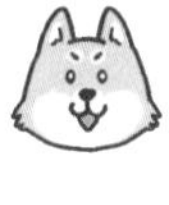

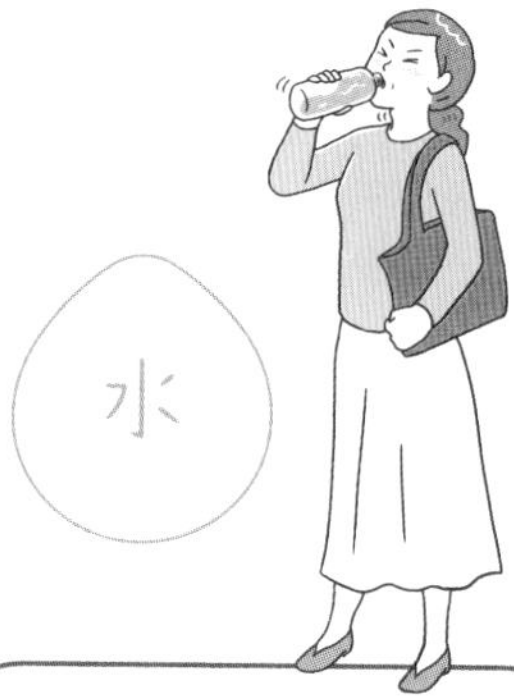

陰《いん》虚《きょ》（水虚《すいきょ》）タイプ

➜P.47

- □ 喉が渇く
- □ 食べ物が喉を通りにくい
- □ 便が硬く、便秘気味
- □ 熱中症のような感じになりやすい
- □ 夏に弱く食欲がなくなる
- □ 関節の痛みがある
- □ 肌や髪が乾燥してツヤがない

□ 個

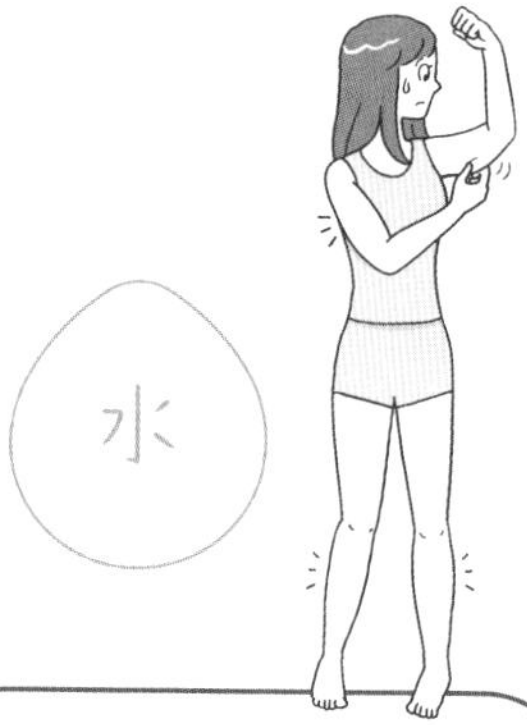

水《すい》滞《たい》（水毒《すいどく》）タイプ

➜P.49

- □ 色白でぽっちゃり気味
- □ 顔や体がむくみやすい
- □ お腹の中でチャプチャプ音がする
- □ 冷え性で特に下半身や足先が冷える
- □ 汗をかくと体調が良くなる
- □ 胃もたれがある
- □ 下痢をしやすい

□ 個

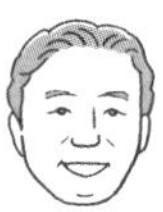

タイプはひとつとは限らず、
「気虚で血虚」「気滞で血滞」と
重複する人も多いですよ

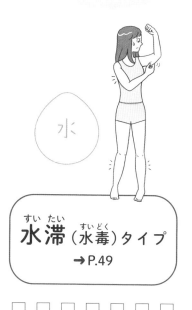

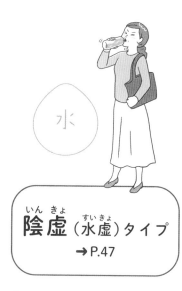

「気」は元気に生きていくために不可欠なエネルギー源

気は肉体的、精神的に元気で生きていくためには必要なエネルギーです。

東洋医学では「気」を2種類に分けています。ひとつが先天の気、もうひとつは後天の気です。

先天の気は、親からもらうエネルギー、つまり生まれながらにして持っている気です。

後天の気は、生まれてから自分で獲得する気で、呼吸と食事によって取り入れています。

そして東洋医学では先天の気は年齢とともに減少していきますが、その分は後天の気によって補充できるとしています。

気が乱れると、生命活動に必要なエネルギーが行きわたらなくなります。そこで慢性疲労や肥満、肌荒れ、首や肩のこり、腰痛、関節の痛み、さらにはイライラや息苦しさ、ふらつき、めまいなどさまざまな症状が現れるのです。

気が乱れると、次のような3つの不調が現れます。

「気虚《ききょ》」「気滞《きたい》」「気逆《きぎゃく》」です。それぞれ、どのような症状かをお話ししましょう。

気《き》虚《きょ》タイプ

=気が足りていない

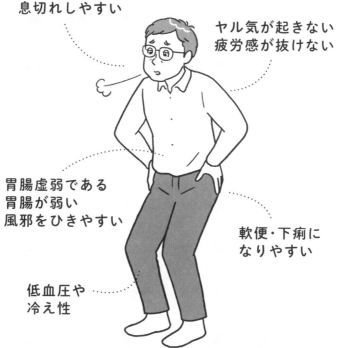

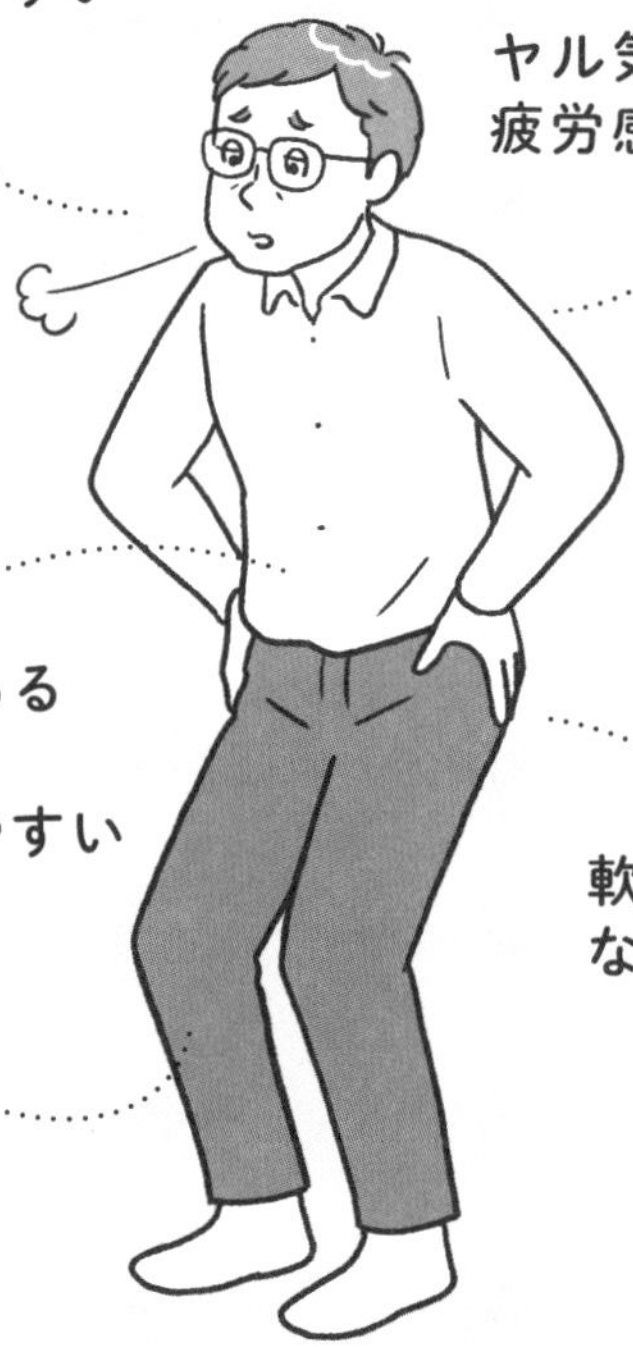
声は低く小さめ
息切れしやすい
ヤル気が起きない
疲労感が抜けない
胃腸虚弱である
胃腸が弱い
風邪をひきやすい
軟便・下痢に
なりやすい
低血圧や
冷え性

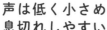

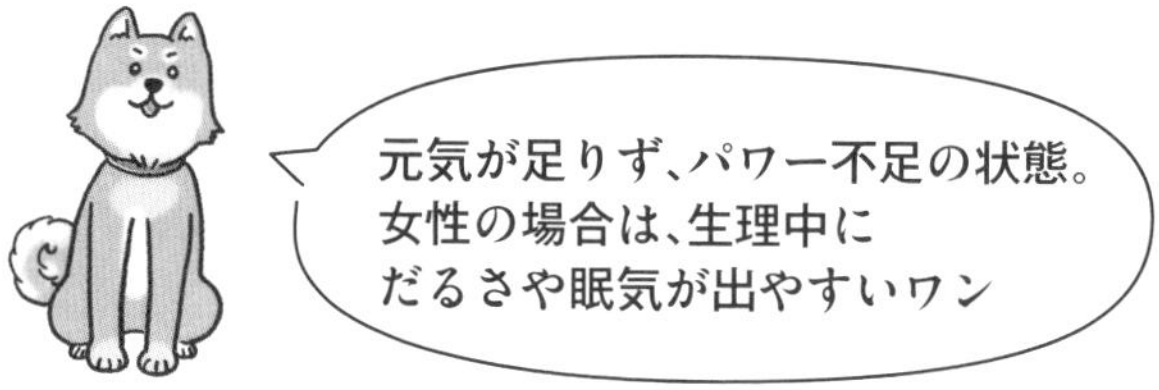
元気が足りず、パワー不足の状態。
女性の場合は、生理中に
だるさや眠気が出やすいワン

気の乱れから生じる「気虚」「気滞」「気逆」

まずは**「気虚」**から——。

「気」が「虚=うつろ」になった状態です。元気、ヤル気、気力の「気」の量が足りないか、きちんと機能していない状態です。ヤル気が起きない、疲労感が抜けない、食欲がない、手足の冷えといった症状が現れます。

次に**「気滞」**は、気が滞っている状態です。気の量が不足というより、気が流れず、鬱積している状態です。この症状の人は結構多いと思います。気滞になるとなんとなく体がだるい、頭がボーッとする、ヤル気はあるが仕事が進まない、気持ちが落ち込む、不安感といった症状として現れます。また、息苦しさや喉のつかえ感、胃がつかえるなど、スッと通らない、お腹が張るという感じの状態も気滞です。気のめぐりが悪くなると女性の場合は、生理前にお腹が張る、イライラするなどの月経前症候群として現れることがあります。

最後が**「気逆」**です。これは、気の動きが逆を向いてしまう状態です。気は常に動いています。

1章

気《き》滞《たい》タイプ

＝気が滞っている

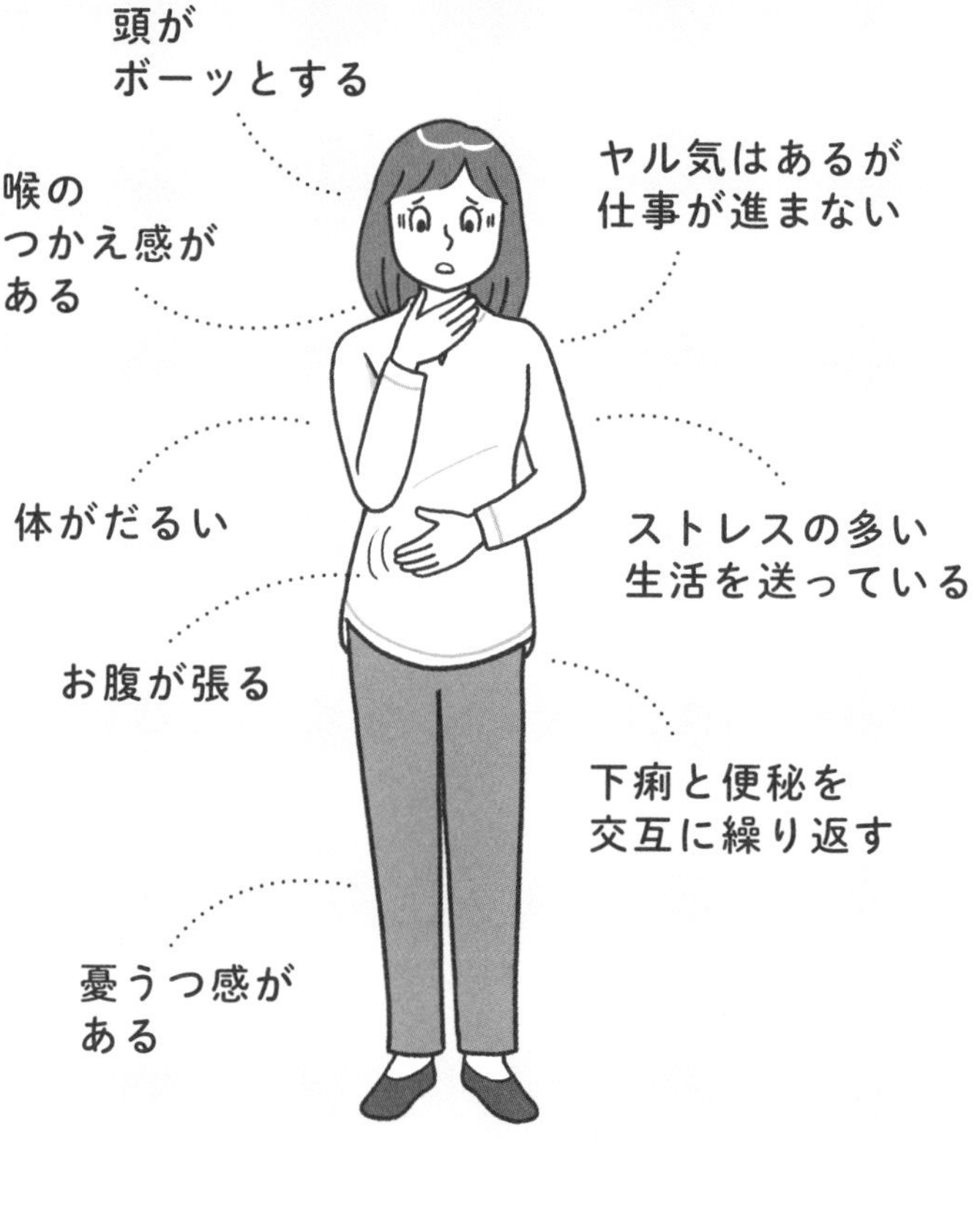
頭が
ボーッとする
喉の
つかえ感が
ある
体がだるい
お腹が張る
憂うつ感が
ある
ヤル気はあるが
仕事が進まない
ストレスの多い
生活を送っている
下痢と便秘を
交互に繰り返す

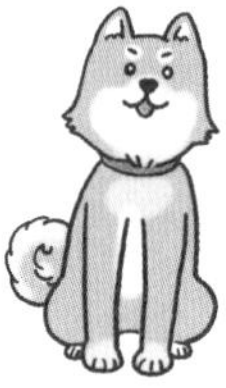

女性の場合は、生理前に
お腹が張ったり、イライラしたり
月経前症候群が出る人も

その動き方ですが、出発点があってぐるぐる回っているという考え方もありますが、私は行ったり来たりしていると考えています。気は、下に動かなければいけないときは下に動くし、上に上がらなければいけないときは上に上がるという動きです。気が必要なところにスーッと流れていくという感じです。

それが下がらなくてはいけないのに上に行きっぱなしだったり、上に行かなくてはいけないのに下に行ってしまったり、行くべきところに気が行っていない、そのような状態が気逆だと考えています。

気逆は、精神的な乱れになって現れます。腹を立てるようなことではないのに、無性に腹が立つとか、無性に悲しいとか、イライラする、感情がコントロールできない状態です。また、気が上に行きっぱなしのときには気が下がらないので、ほてりや冷え性が現れます。

気の乱れは日常生活のなかで修正できる

気虚、気滞、気逆は気の乱れから起こる不調です。ヤル気が起きなかったり、落ち込んだり、ちょっとしたことで腹が立ったりすることは、みなさんが日常的に経験している症状ではないでしょうか?

気逆《きぎゃく》タイプ

＝気が逆流している

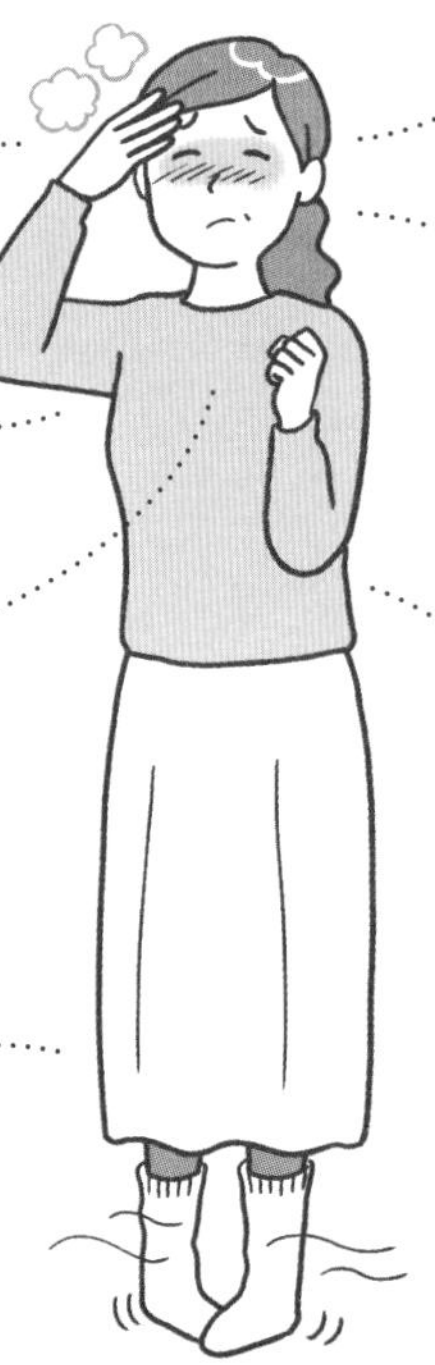
片頭痛や
群発頭痛がある
イライラしやすい
吐き気があり
吐いてしまう
ことも
冷え性で
顔のほてりがある
咳が出ると
えずくこと
がある
めまいや
立ちくらみが
ある
無性に腹が立ったり、
無性に悲しくなる

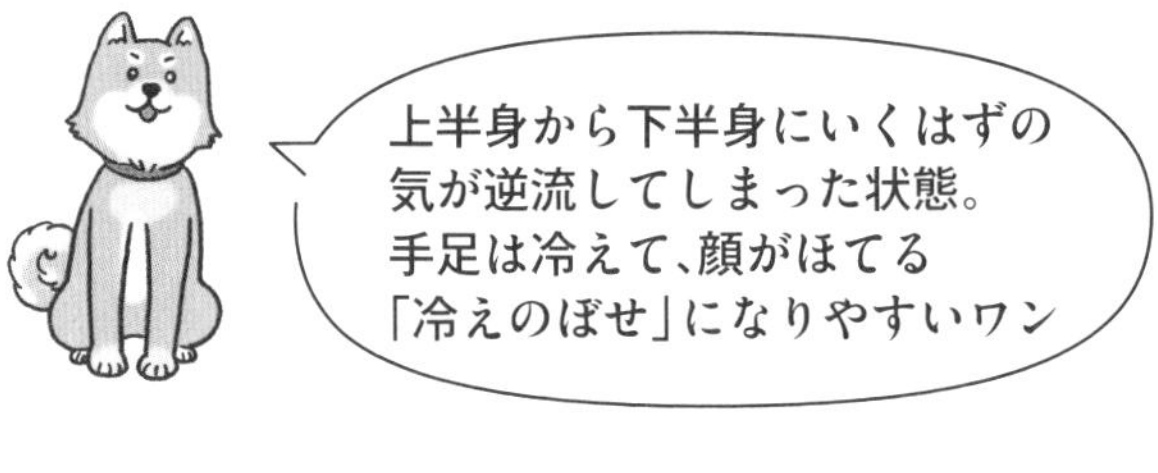
上半身から下半身にいくはずの
気が逆流してしまった状態。
手足は冷えて、顔がほてる
「冷えのぼせ」になりやすいワン

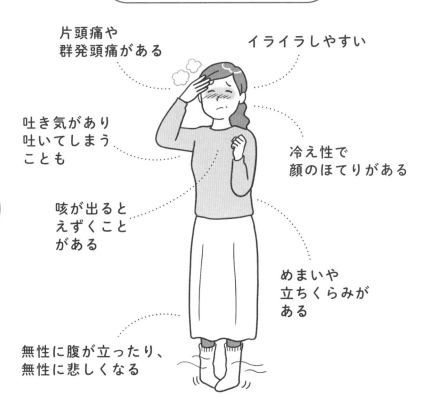

もちろん、鍼灸でそのような症状は改善できますが、実は鍼灸に頼らず、みなさんが自然に気の乱れを正している行動があるのです。それは**気分転換**です。これがうまくできる人は、上手に気を調節できているのだと思います。

私の場合は、「気虚」でヤル気が起きないときには、絵画鑑賞が好きなので絵を見に行きます。絵画に感動すると気が充実して、エネルギーがもらえるからです。気滞のときには、公園に行って緑を見ながら散歩します。気逆を感じたら、日本庭園を見に行きます。きちんと計算し尽くされて整っている日本庭園を見ていると、気が整ってくるのです。

みなさんは、どうでしょう?

美術鑑賞すると気分が落ち着く、コンサートに行ったり、演奏活動したり、スポーツ観戦したりすると元気がもらえる、寺社に参拝すると静かな気持ちになれる――、そんなふうに**気分転換で不調が改善できる人は、気の乱れを正常に戻す行動が日常生活のなかでできている**のだと思います。それも、気虚、気滞、気逆の症状に合わせた気分転換を知らず知らずのうちにしているのです。

観劇、映画鑑賞、園芸、旅行、美味しいものを食べに行く、ボランティア活動……なんでもいいのです。すべて、気を整えるためにみなさんがしていることです。

このように**鍼灸だけでなく、趣味や娯楽でも気虚、気滞、気逆を改善できる**のです。

ポチのワンポイント

喜久雄　実は僕、鉄道マニアでして、イライラしたとき、鉄道博物館に行っていろんな列車を見ると気持ちが落ち着くんです。

友美　私はなんといっても宝塚！　落ち込んだときにあの華やかな舞台を見るだけで元気がもらえます！

華　ヤル気が起きないときはコリアンタウンで焼肉‼

雄彦　みなさん、そうやって知らず知らずのうちに気を整えているんですよ。

ポチ　ボクはドッグランを思いっきり走ると、気持ちがスッキリするワン！　みなさんも、自分にエネルギーをチャージできる趣味や、気を整える何かを見つけてね。

全身に栄養を運び、精神の安定も支える「血」

血は栄養を運ぶだけでなく、精神面にも影響を与えます。血が全身に過不足なく循環していると意識がはっきりし、精神も安定します。

血が不足したり、全身によく行きわたらなかったりすると体の不調が現れます。その症状が、**「血虚《けっきょ》」**と**「血滞《けったい》（瘀血《おけつ》）」**です。

血が足りない「血虚」、ドロドロ状態の「血滞」

血虚は、血の量が足りない状態です。顔色に血の気がなく青白い、皮膚がカサカサしている、肌のキメが粗い、抜け毛や白髪が多いという人は、血虚の可能性があります。症状は貧血に似たふらつきや立ちくらみ、ほかには生理不順（血が足りないので経血が少ない）、目のかすみ、不眠、抜け毛の症状もあります。女性には、月経があるので血が不足しがちです。血虚の人は比較的多いでしょう。

血《けっ》虚《きょ》タイプ

＝血が足りていない

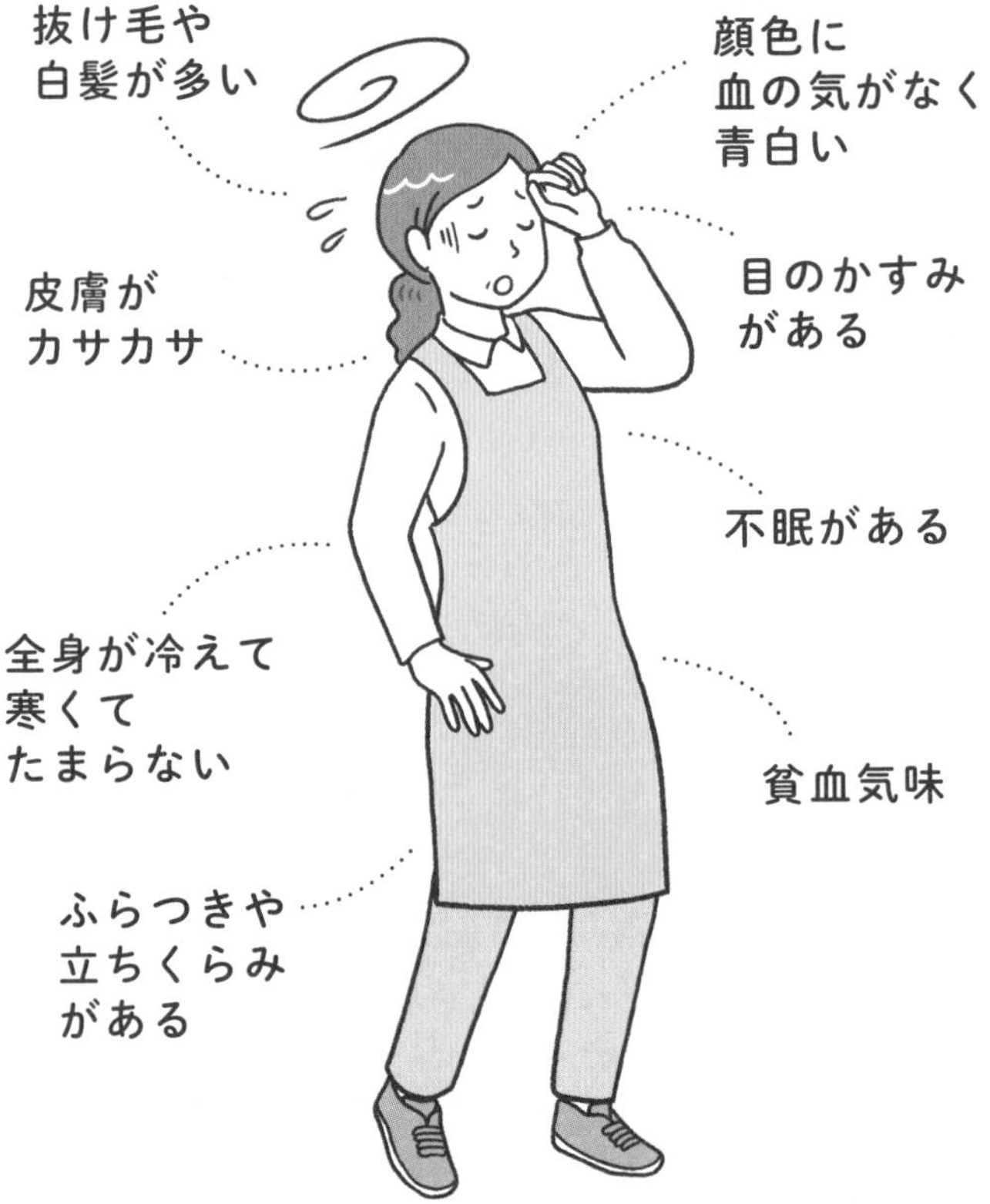
抜け毛や
白髪が多い
顔色に
血の気がなく
青白い
皮膚が
カサカサ
目のかすみ
がある
不眠がある
全身が冷えて
寒くて
たまらない
貧血気味
ふらつきや
立ちくらみ
がある

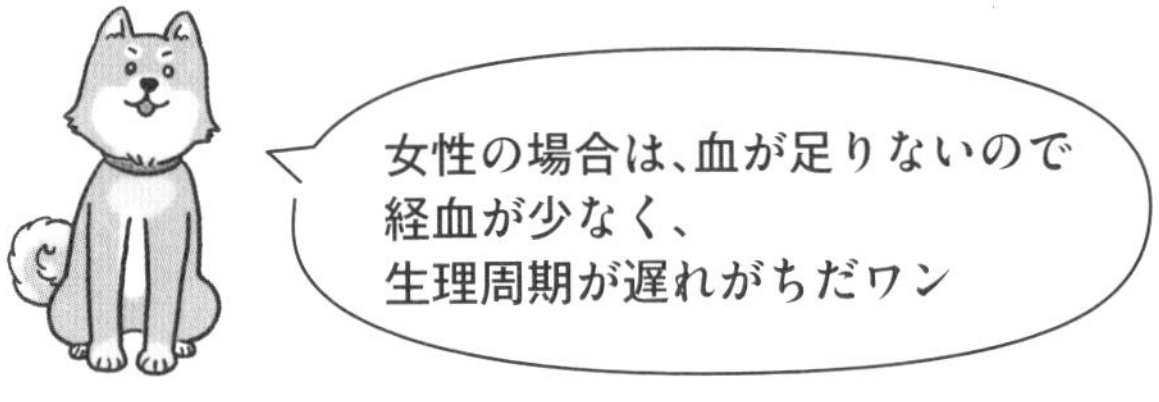
女性の場合は、血が足りないので
経血が少なく、
生理周期が遅れがちだワン

血滞（瘀血）はわかりやすくいえば、血液がドロドロの状態。血のめぐりが悪いので、目の下にクマができたり、顔色がどす黒い感じになったりします。女性の場合、経血が赤黒い色になったり、経血にレバー状のかたまりが混ざったりすることもあります。また、冷えとほてり、頭痛の原因になることもあります。

おへその斜め下あたりにあるツボ（瘀血点《おけってん》）を押さえると痛みや違和感が出る人は、血滞の可能性があります。

血虚と血滞の両方を発症している人も珍しくありません。つまり、血の量が足りず、血のめぐりが悪いという状態です。顔色や唇や舌が紫がかった感じになっている人は、血虚と血滞の両方を発症している可能性があります。

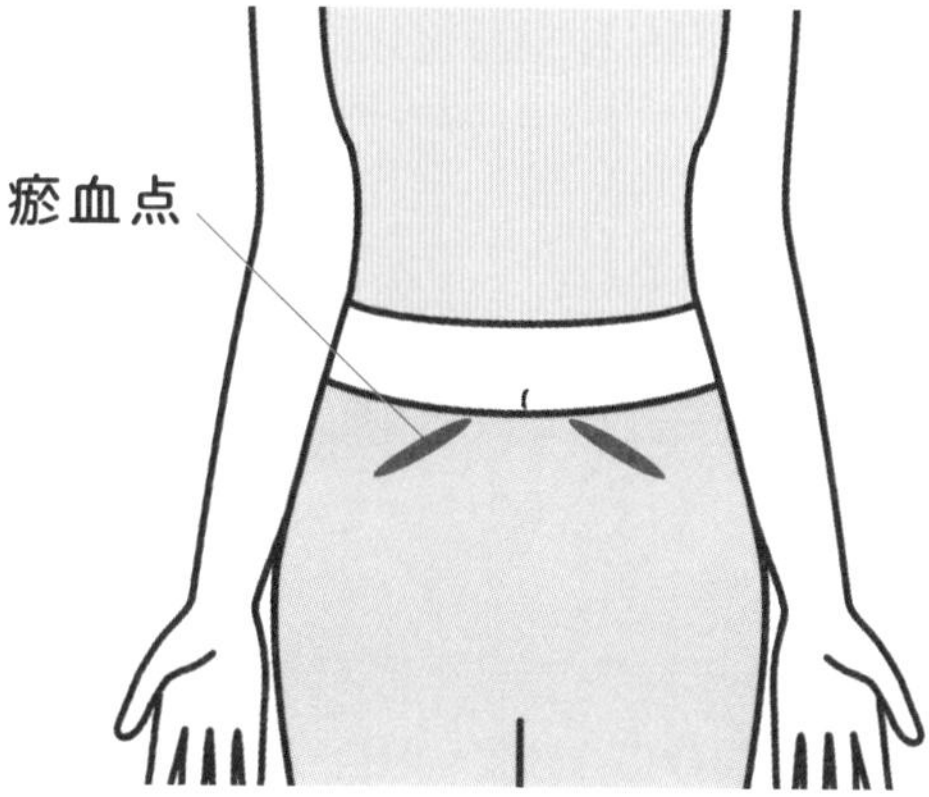

人差し指、中指、薬指の３本をそろえて
グッと押したときに、痛みを感じるか？

血滞《けったい》タイプ

＝血が滞っている

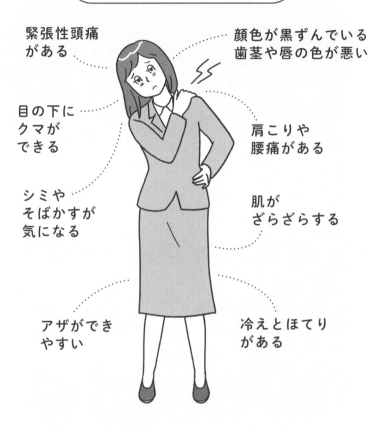

緊張性頭痛
がある

顔色が黒ずんでいる
歯茎や唇の色が悪い

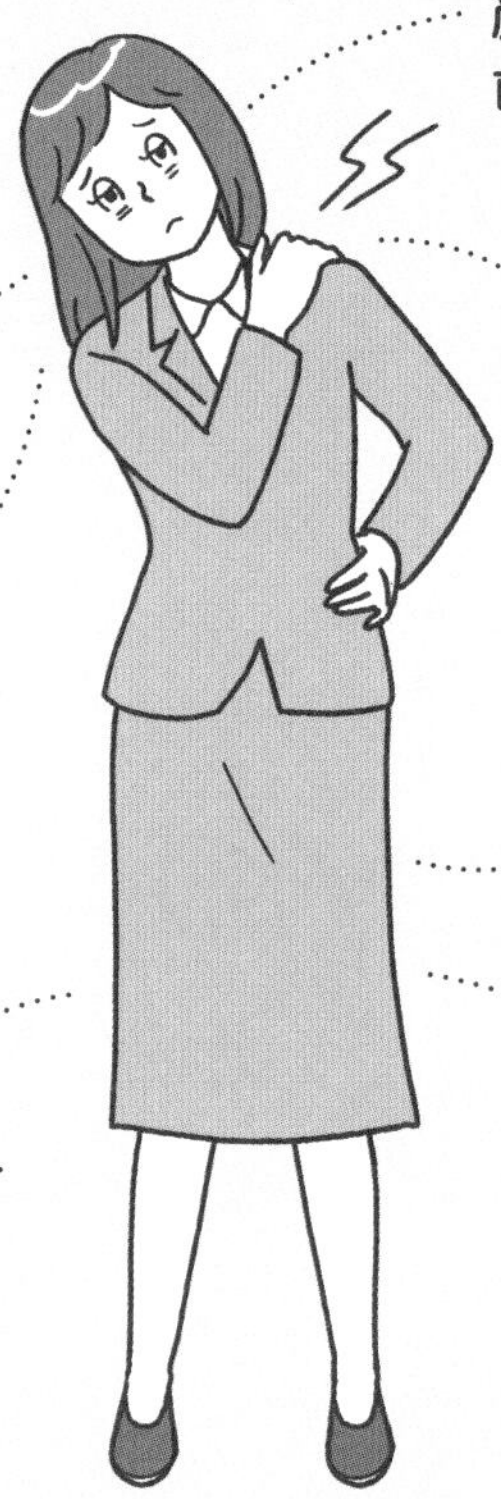

目の下に
クマが
できる

肩こりや
腰痛がある

シミや
そばかすが
気になる

肌が
ざらざらする

アザができ
やすい

冷えとほてり
がある

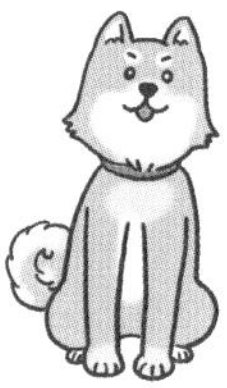

女性の場合は、生理前に
お腹が張ったり、イライラしたり
月経前症候群が出やすいワン

体のすみずみまで潤し、生命の維持に欠かせない「水」

血以外のすべての水分が水です。体液、リンパ液、涙、尿などは、すべて水です。臓器のすき間から体中のすみずみにまで「肺」を経由して流れ、循環した水は「腎」に集まります。

水は不足しても、体内に停滞してもトラブルを引き起こします。水の不調には2つあります。

水が足りない「陰虚」、代謝が悪くぽっちゃりな「水滞」

ひとつは**陰虚**（水虚）です。これは水が不足している状態です。喉の渇きを覚えたり、空咳《からぜき》が出たり、肌や髪が乾燥してツヤがなくなったり、便秘気味になったり、関節の痛みなどを発症しがちです。また、余計な熱が生じやすいので、のぼせやすく、脱水症状や熱中症になりやすい傾向にあります。体型はやせ気味な人が多いでしょう。

陰《いん》虚《きょ》タイプ

=水が不足している

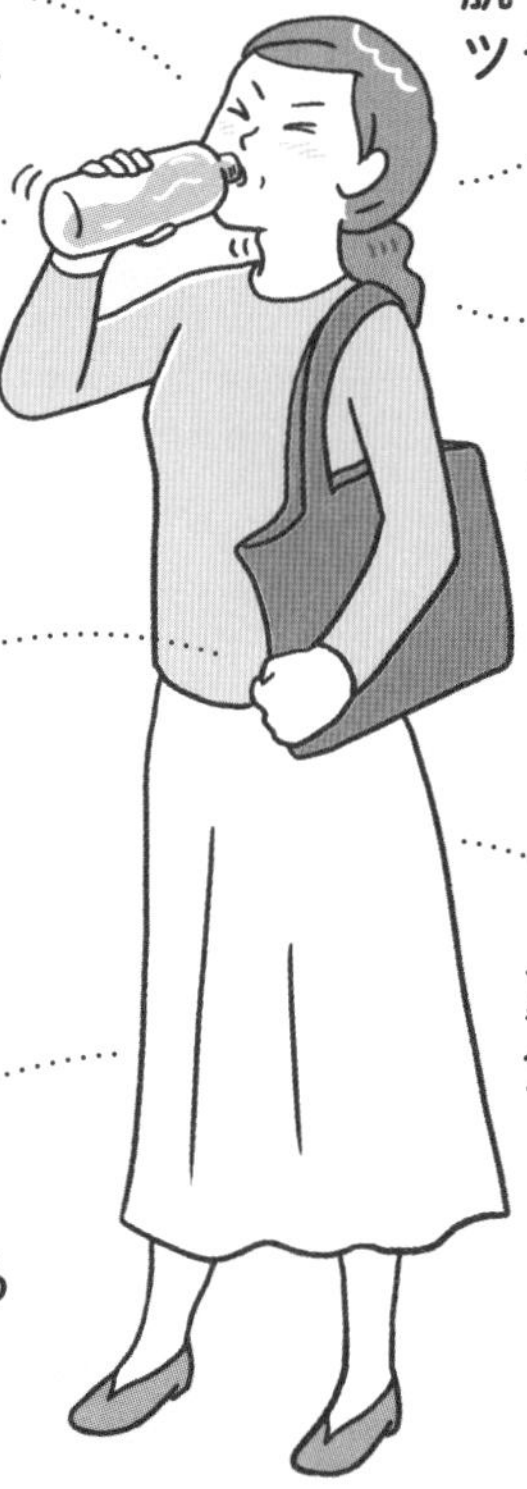
熱中症のような感じになりやすい
肌や髪が乾燥してツヤがない
食べ物が喉を通りにくい
喉が渇く
脱水症状になりやすい
便秘気味
夏に弱く食欲がなくなる
関節の痛みがある

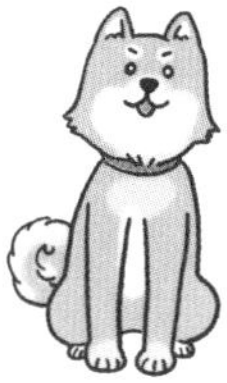

潤い不足のため、乾燥したり、
体が熱っぽくなりがちな状態。
尿は濃く、少ない人が多いワン

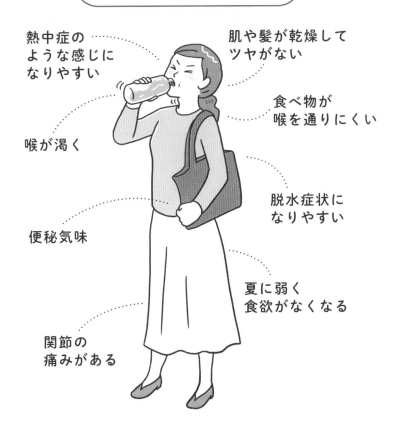

もうひとつは**水滞**です（これは別名「水毒」とも言います）。水分代謝が悪く、水の排出が滞っている状態です。体のなかの水分量が異常に多い状態なので、たとえば夏に水分を多く摂っていた人が、冬になっても同じように多く摂っていると水滞になることがあります。水には冷却機能があるので、水滞は冷え性を起こします。

また、むくみや重だるさ、胃に水がたまる胃内水滞になると、食欲不振やお腹が張った感じになる人もいます。水滞の鍼治療をしていて胃内水滞の人は、胃とみぞおちとへその中間にある中脘《ちゅうかん》というツボを叩くとポチャポチャという音がするのです。色白でぽっちゃりしているタイプの人に多い症状です。

陰虚のときには、お茶やお水（できれば冷えていないもの）などの水分の吸収を意識するようにしましょう。夏場で発汗しがちなときには、スポーツ飲料や生理食塩水を飲むようにしてもいいでしょう。

水滞のときには、スポーツや入浴で汗をかき、たまった水を排出するようにしましょう。また、体のむくみが気になる人は、利水作用のある漢方薬を処方してもらうのもいいでしょう。代表的なものに「五苓散《ごれいさん》」があります。

水滞《すいたい》タイプ
＝水が滞っている

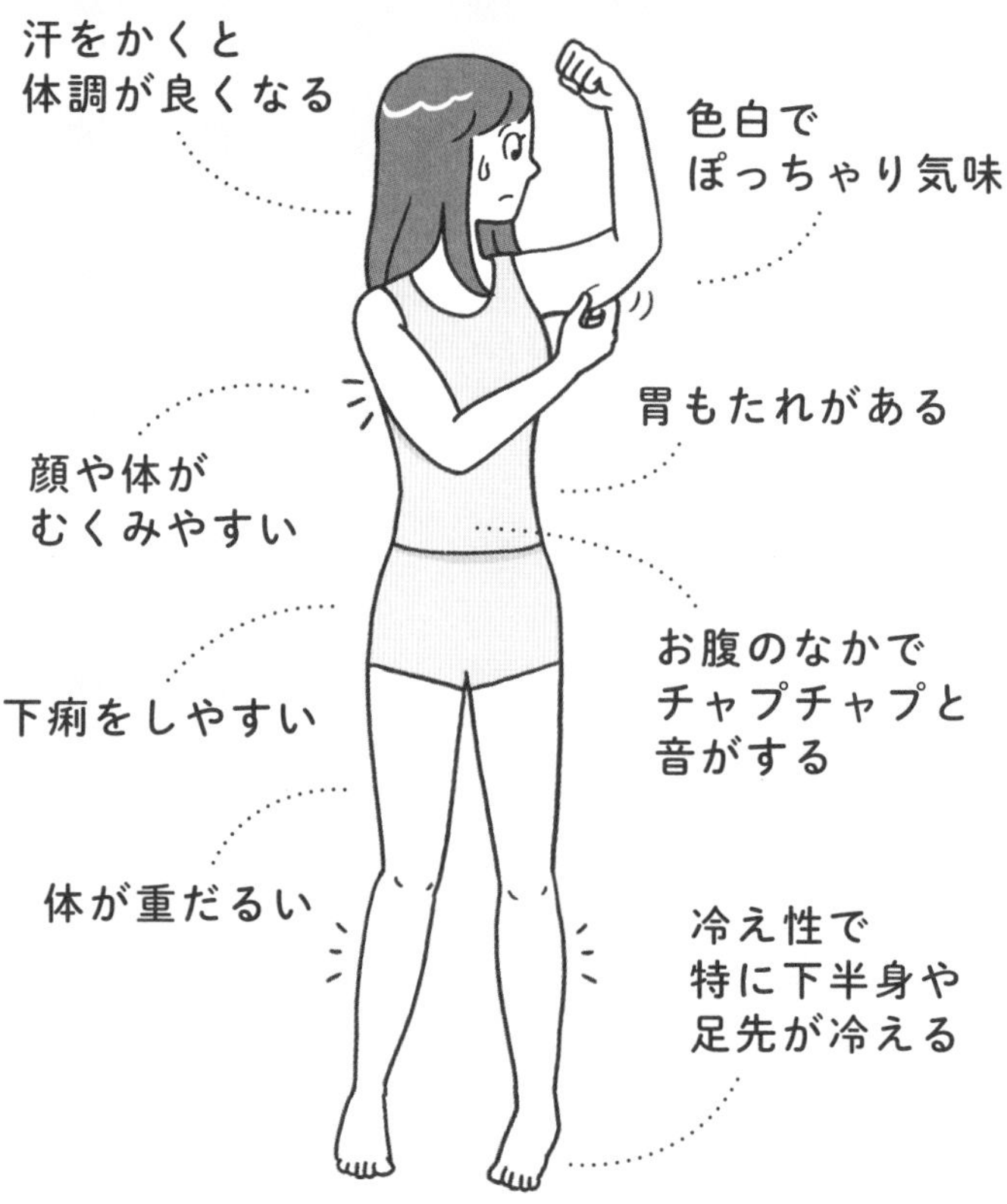
汗をかくと
体調が良くなる
色白で
ぽっちゃり気味
胃もたれがある
顔や体が
むくみやすい
お腹のなかで
チャプチャプと
音がする
下痢をしやすい
体が重だるい
冷え性で
特に下半身や
足先が冷える

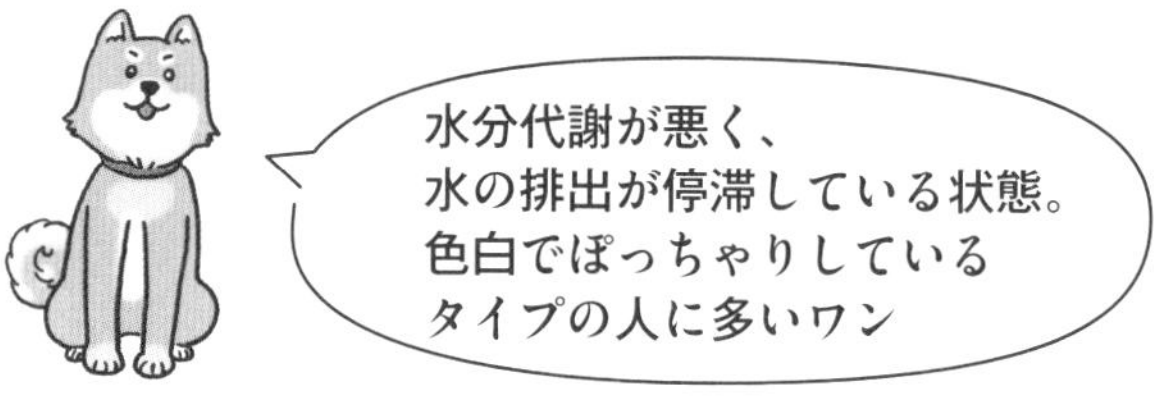
水分代謝が悪く、
水の排出が停滞している状態。
色白でぽっちゃりしている
タイプの人に多いワン

気・血・水の不足と滞りを改善する「からだの地図」

ここまで気・血・水の説明をしてきました。気・血・水は全身をめぐっていますが、その通り道が「経絡」です。経絡は頭頂部から手足の指先にまで走り、五臓六腑や骨、筋肉など体のすみずみに必要な気・血・水を届けています。

経絡上の要所には一般に「ツボ」と呼ばれる経穴《けいけつ》があります。**ツボは「気」の出入り口とされ、刺激を入れるとその刺激が経絡を通り、気・血・水の流れを良くし、臓腑の働きを高めます。**

みなさんが、簡単にできるのは指圧による刺激です。指圧の仕方は親指や中指の先でツボを押せばいいのですが、その強さは痛いけど気持ちがいい、いわゆる〝イタ気持ちいい〟程度です。爪が長い人は指を曲げ、第2関節で押してください。指圧は「10〜20秒ほど押して、5秒休む」というのを3回繰り返して行うといいでしょう。

次ページのツボは、気・血・水の乱れを整えるツボです。指圧するとどのような効果があるのかを、52ページで説明しておきましょう。

気・血・水のタイプ別「からだの地図」

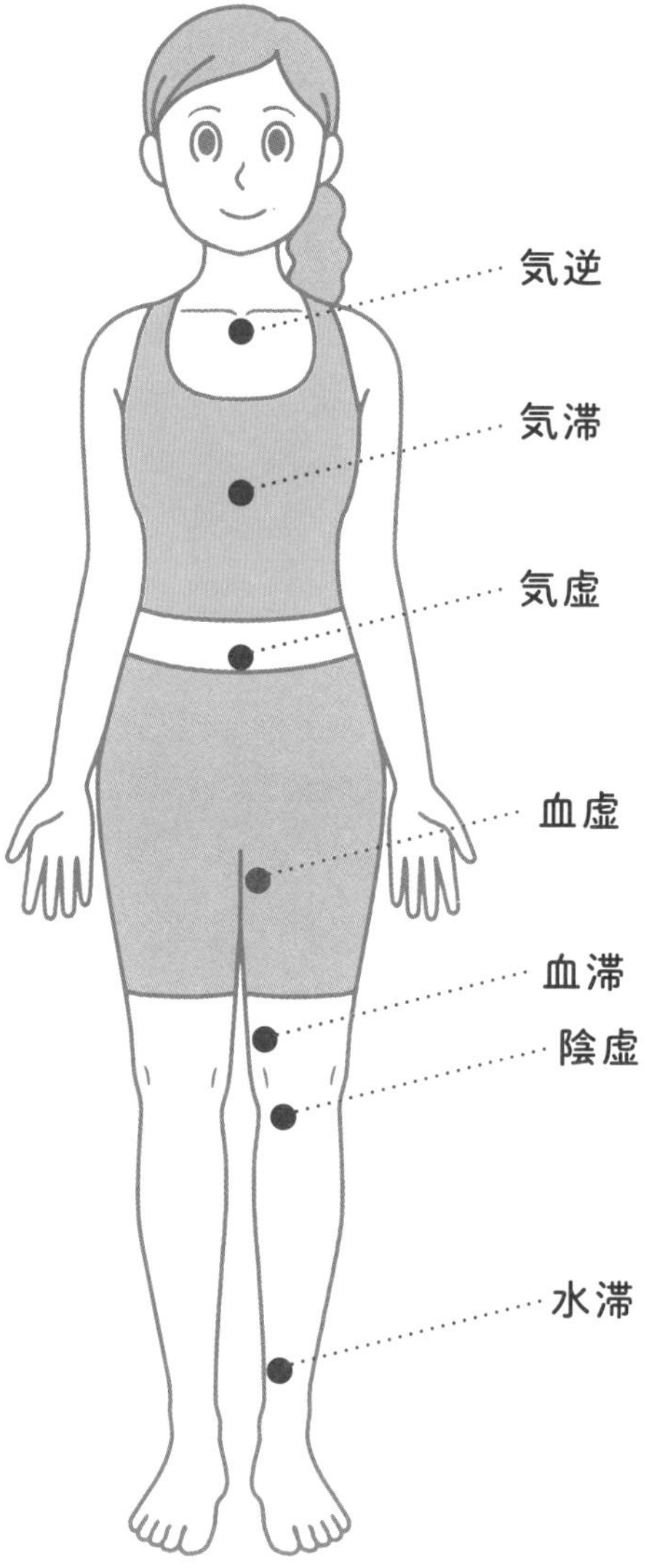

気虚のツボ……**気海**《きかい》／気を養う臍下丹田《せいかたんでん》にあるツボです。指圧するとエネルギー代謝が高まります。

気滞のツボ……**鳩尾**《きゅうび》／五臓の真ん中あたりにありますが、ここは気が滞りやすいところです。気の通りをよくし、気滞を改善します。

気逆のツボ……**天突**《てんとつ》／鎖骨と鎖骨の間にあります。気の乱れから起こる喉のつまりを鎮め、流れをスムーズにするツボです。咳にも効果があります。

血虚のツボ……名称はありません。血を作る肝・脾・腎につながる経絡が集まり、血流の多い場所です。血を作る働きを促します。

血滞のツボ……**血海**《けっかい》／脾につながる経絡の上にあります。脾の不調が原因の血滞を改善します。

陰虚のツボ……**陰陵泉**《いんりょうせん》／水分代謝を促し、水が不足している状態を改善します。

水滞のツボ……**三陰交**《さんいんこう》／肝・脾・腎の経絡が交わるツボで、水のバランスを整えます。水滞になるとこのあたりがむくみます。

2章

黙っている「五臓」の健康、意識してますか？

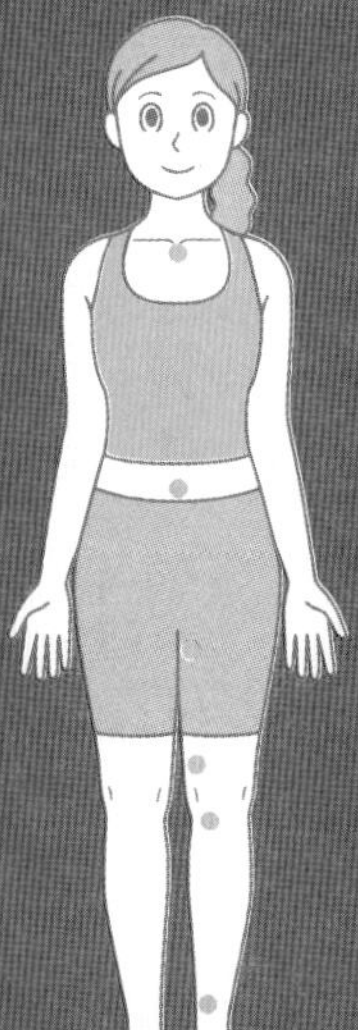

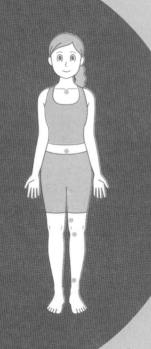

「肝《かん》」「心《しん》」「脾《ひ》」「肺《はい》」「腎《じん》」の5つ、東洋医学でいう「五臓《ごぞう》」って何？

東洋医学では「肝」「心」「脾」「肺」「腎」の5つを総称して「五臓」といいます。するると、みなさんは「西洋医学でいう肝臓、心臓、脾臓、肺臓、腎臓のこと」と思ったかもしれません。確かに内臓であるという点では同じですが、その働きについての概念は西洋医学とは異なります。それぞれの働きについては後述しますが、**五臓は気・血・水を創出し、貯蔵するのが大きな役割**とされます。そこで五臓の形は袋状になっています。

肝は血を貯蔵し、経脈（ツボが並ぶ、気血が流れるルート）に流しています。**心**は五臓の働きや精神を統括するリーダー的な存在ですし、**肺**は新鮮な気を採り入れ、体のなかの古い**気**を排出し、気を入れ替えます。**腎**は生命活動に欠かせないエネルギー（精）を貯蔵し、全身の水分代謝を行っています。

また、五臓はそれぞれが独立して働くのではなく、お互いに影響を与えながら、バランスを取って働いているという考え方も東洋医学の特徴です。

西洋医学でいう５つの内臓器

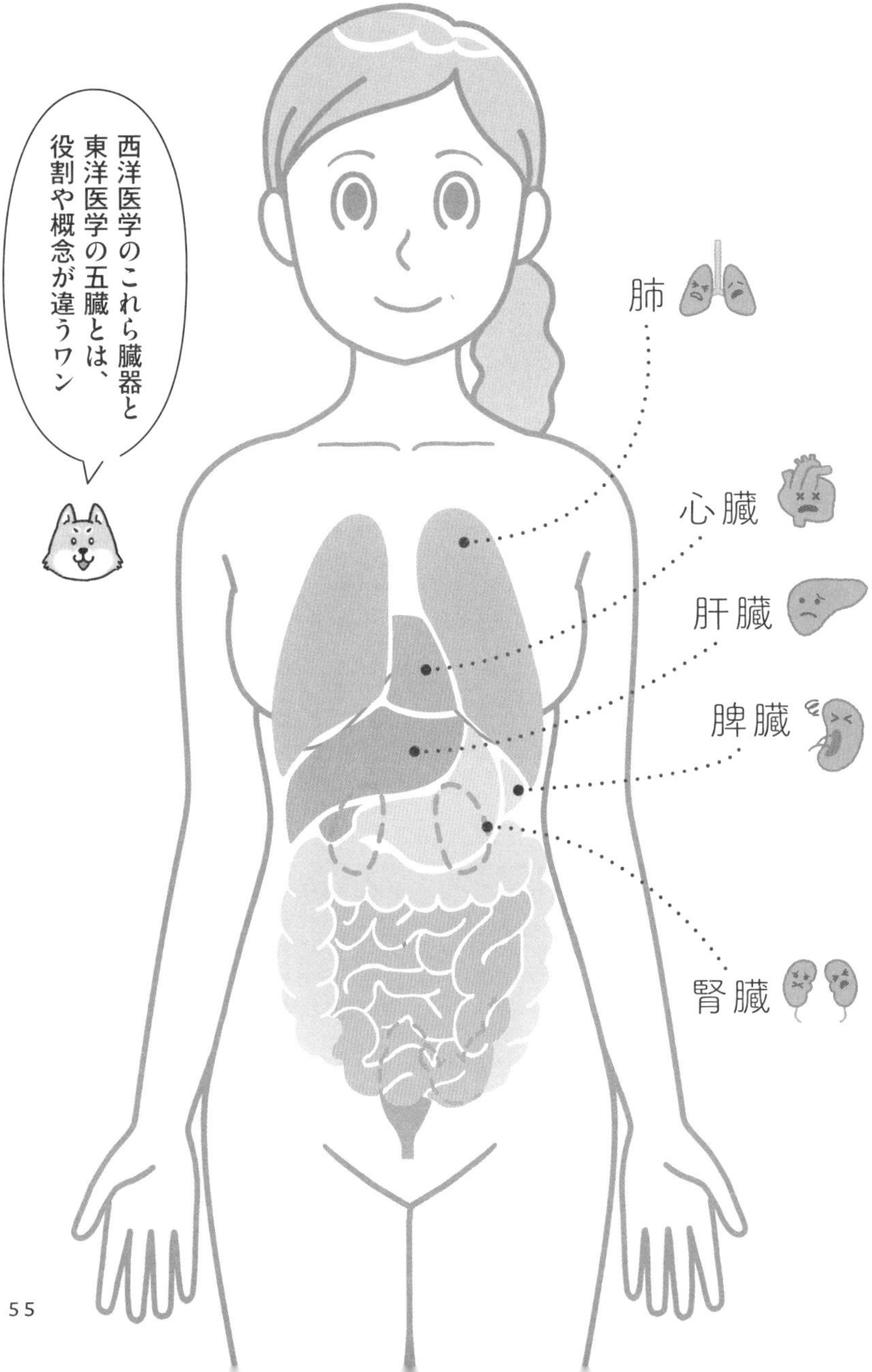
西洋医学のこれら臓器と
東洋医学の五臓とは、
役割や概念が違うワン
肺
心臓
肝臓
脾臓
腎臓

肝は、貯蔵した血の量をコントロールして心に送り、心は、血を全身に送り出すポンプの役割を果たします。**脾**は経脈から血があふれるのを防ぎ、全身にめぐらしています。

このように互いに影響し合っていますから、どこかの働きが弱るとさまざまな不調が現れるのです。肺が取り入れた気は、腎の働きでおへその下まで押し下げられますが、腎が弱っていると気が下がらず、息切れや呼吸困難といった症状として現れることがあります。

また、五臓と喜怒哀楽の感情は結びついているとされます。五臓の活動が喜怒哀楽を生み、五臓の不調が怒りやすさや憂鬱症といった感情の起伏に現れ、反対に感情の乱れが五臓の働きを悪くするというのです。

このように名称は同じでも、東洋医学でいう五臓は西洋医学で説明する肝臓、心臓、脾臓、肺臓、腎臓とは違うことを知っておいてください。

ポチのワンポイント

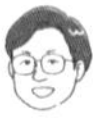

天道 五臓と喜怒哀楽の関係を五志《ごし》といいます。肝は怒、心は喜、脾は思、肺は悲、腎は驚・恐に反応し合うという意味です。

喜久雄　じゃあ、腹が立ってイライラするのは、肝と関係があるんですか？

天道　肝が弱れば、いら立つことが多くなり、また腹を立ててばかりいると肝が弱ります。

友美　1万円の商品券が当たって興奮したら血圧が上がったけど、五臓と関係あるのかしら？

華　嬉しすぎて、夜、寝られないとか、それも関係あるんですか？

天道　喜は心に反応するので喜び過ぎは心の働きに影響を与え、不眠や動悸、血圧の上昇を起こすことがあります。

喜久雄　腎と恐はどう関係するんだろう？

ポチ　犬はすごい恐怖を感じるとおもらししてしまうことがあるんだワン。人間もそうでしょ！

天道　腎は水分代謝の働きをしています。緊張したり、怖い思いをするとトイレに行きたくなるのは恐が腎に影響を与えるせいとも言われています。

ポチ　喜怒哀楽は五臓と関係があるから、平常心を保つことが大切なんだワン！

血を蓄え血量をコントロール、気を体中に行きわたらせる「肝《かん》」

肝の大きな働きは、蔵血と疏泄《そせつ》です。

蔵血は血を貯蔵する働きです。夜、就寝している間に血を蓄え、昼に血量をコントロールしながら心に流し、心が全身に送り出します。ですから、夜は翌日の活動に備え、十分に蔵血できるように、きちんと睡眠を取ったほうがいいのです。

疏泄とは、体内に気・血・水をめぐらせる働きを指します。肝の疏泄により、肺とともに気の流れを調節し、バランスよく全身に行きわたらせます。

このほかに、肝に蓄えられた血で筋肉や爪を養い、目を涙で潤す作用もあります。肝と一体となって生命を維持するために働くのは、胆です。

蔵血機能が不調になると血のめぐりが悪くなります。そのため、顔色が悪くなり、筋肉に血が十分に供給されず、筋力の低下、手足のしびれ、寝ているときに足がつるといった症状が現れます。また爪の変形、ドライアイや眼精疲労の原因ともなります。

肝《かん》

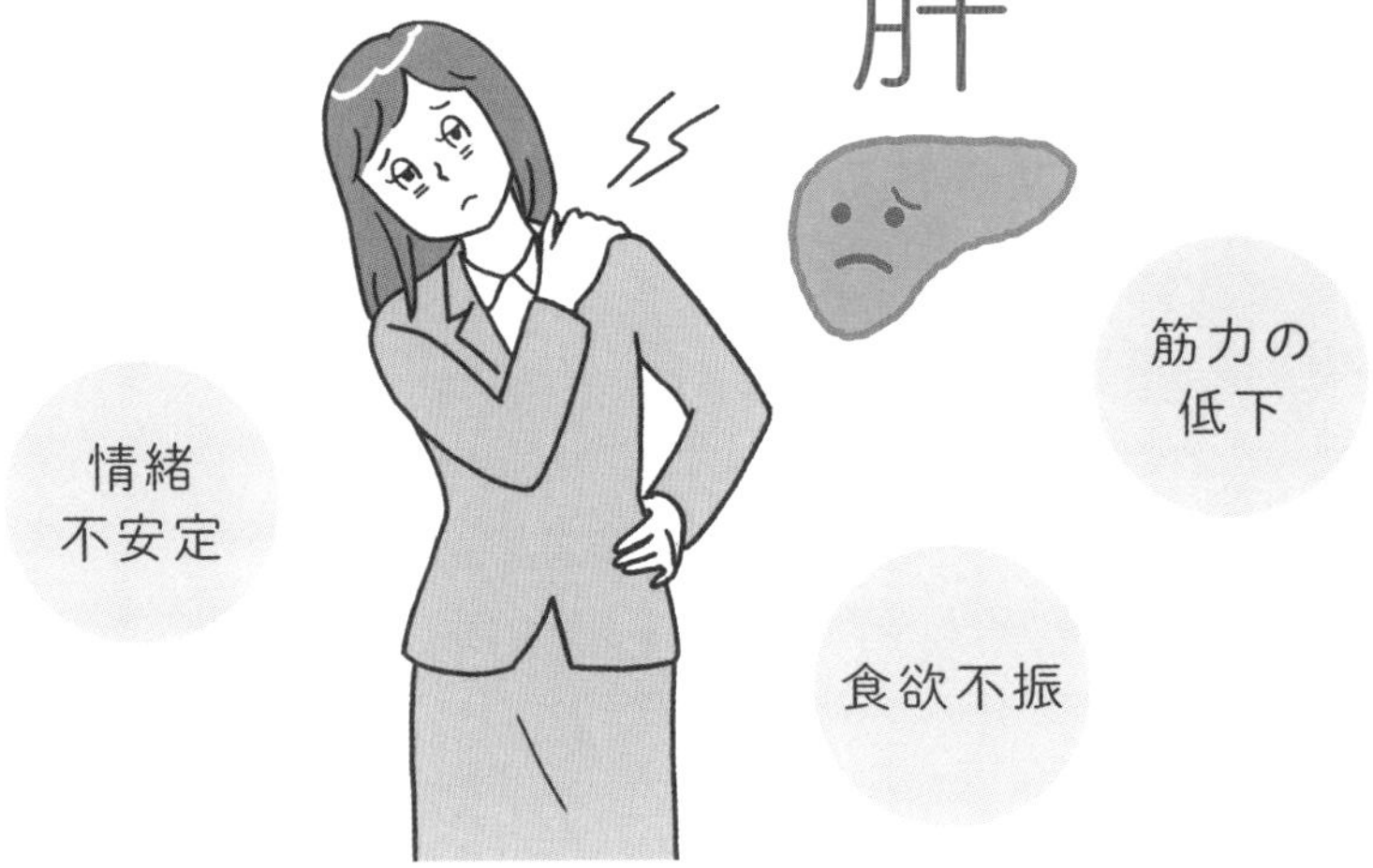

蔵血機能が不調になると顔色や筋力に悪影響も

疏泄機能が乱れると気がスムーズに流れなくなり、「肝《かん》気《き》鬱結《うっけつ》」という精神的な不調を引き起こします。イライラしたり、感情の起伏が激しくなったり、抑うつ状態、胸苦しさという症状です。

肝は、ストレスや怒りの感情に影響を受けやすく、疏泄機能に悪影響を与えます。ですから、肝気鬱結を発症すると、それがまた原因になってダメージを与えるという負のスパイラルに陥りやすいのです。そうなると、さらに心や胃にまで影響を与え、情緒不安定や食欲不振になってしまうことさえあります。

このような不調を起こさないよう、気分転換（40ページ）を図りながら、心穏やかな日常を過ごすように心がけましょう。

全身に血を送り、精神をコントロールする「心《しん》」

肝で蓄えられた血は心に送られ、心の拍動により血脈に流され、全身のすみずみにまで届けられます。このように、心はポンプのような働きをしています。

心の拍動が止まれば血を送れませんから、生命が維持できなくなってしまいます。そこで、「**心は命の根本となる臓器**」とされています。

また、五臓六腑が互いに影響し合い、調和を保って働けるのは心のコントロールによるともされます。**心は五臓六腑のリーダー的な存在**なのです。

古代中国の人々は、心には思考、意識、判断、記憶などを司る神（神志《しんし》）が存在すると考えていました。

そこで、心が不調になると精神活動に影響を及ぼし、集中力の低下、健忘症、不安や不眠に襲われるといった症状が現れます。

「喜」は心と関係が深く、喜びがあると心の状態が和み、血行が良くなります。ただし、躁状態にまで感情を高揚させるような「喜」は、精神的なアンバランスを起こす原因にな

心《しん》

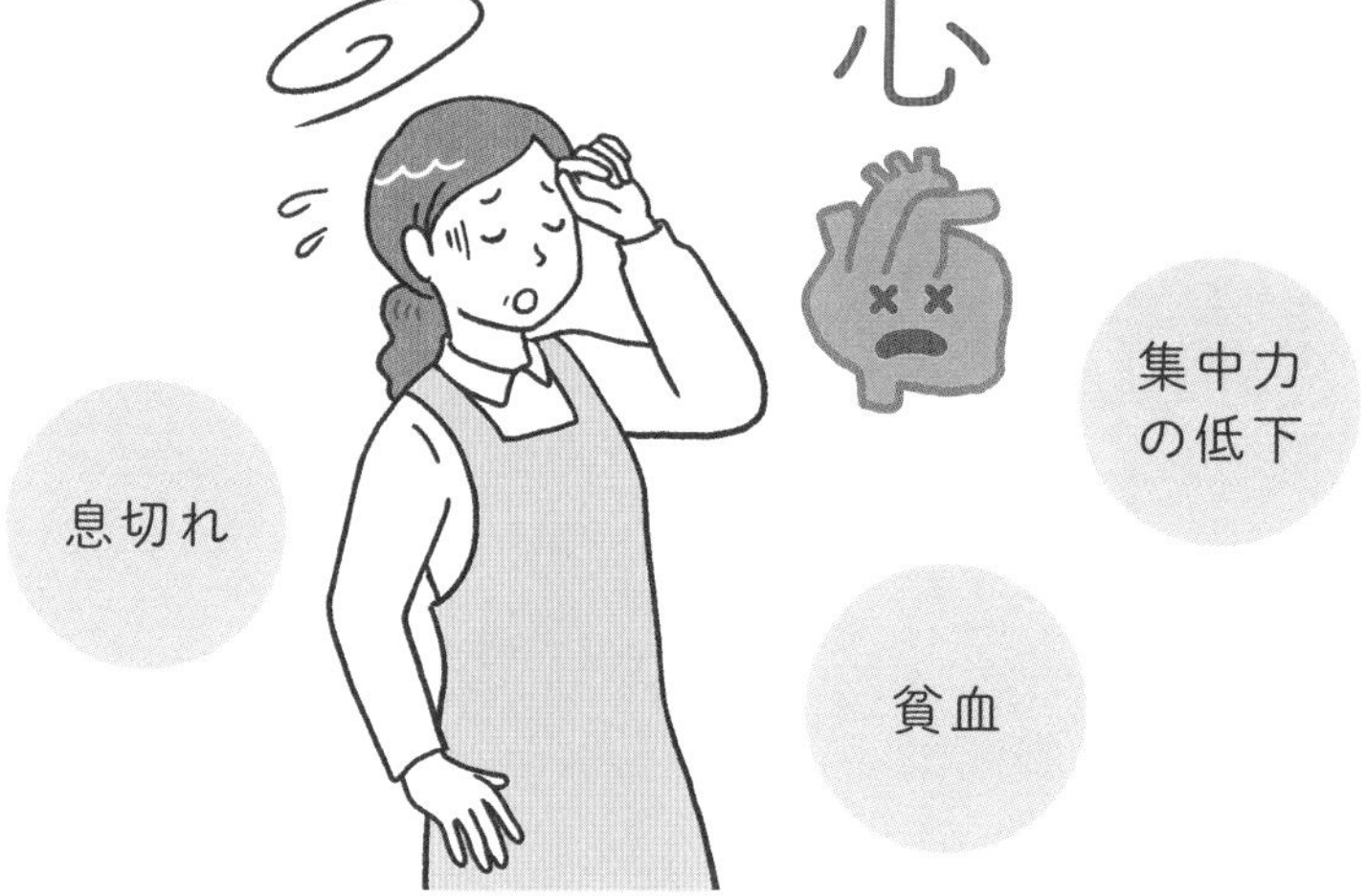

心が不調になると血のめぐりが悪くなる

ることもあります。

心が乱れ、血のめぐりが悪くなると、全身に行きわたらず、貧血、息切れ、背中・手足の冷えといった症状を起こします。

心の不調は、肌や舌の色、汗でも判断できます。まず肌の色ですが、血の不足や血行不良で肌にツヤがなく、顔色が青白くなります。舌が青くなったり、熱がこもって舌先が赤くなったりすることもあります。

多汗や、反対に暑いときでも汗が出ないという症状にも現れます。

心に負担をかけないためには血行を良くし、ストレスをためないことが大切です。適度な運動と十分な睡眠を取りましょう。

胃とともに食物から栄養を吸収して全身に送る「脾《ひ》」

脾の大きな働きは、胃と一体になって行う消化・吸収です。食事で取り入れた飲食物を消化し、**栄養分を取り込み、気・血・水に変えて全身に運びます。**この働きを「運化《うんか》」といいます。

また、**脾の上にある臓器や目、鼻、口、頭部などに気・血・水を運ぶ働き**も脾が担っています。これを「昇清《しょうせい》」といいます。

脾は「運化」「昇清」のほかに、「統血《とうけつ》」という働きも行っています。「統血」とは、**血が血脈からもれ出ないようにコントロールし、全身にめぐらせる機能**をいいます。

脾に不調が生じると消化、吸収がうまくできず、食欲不振、逆に食べても満たされずに食べ過ぎてしまったり、腹痛、下痢や軟便という便通異常などが発症します。

また、**「運化」がうまくできない**ため、気・血・水の不調に陥ります。すると、1章で紹介した気虚・気滞・気逆（「気」の不調）、血虚・血滞（「血」の不調）、陰虚・水滞（「水」の不調）といった症状が現れます。

脾《ひ》

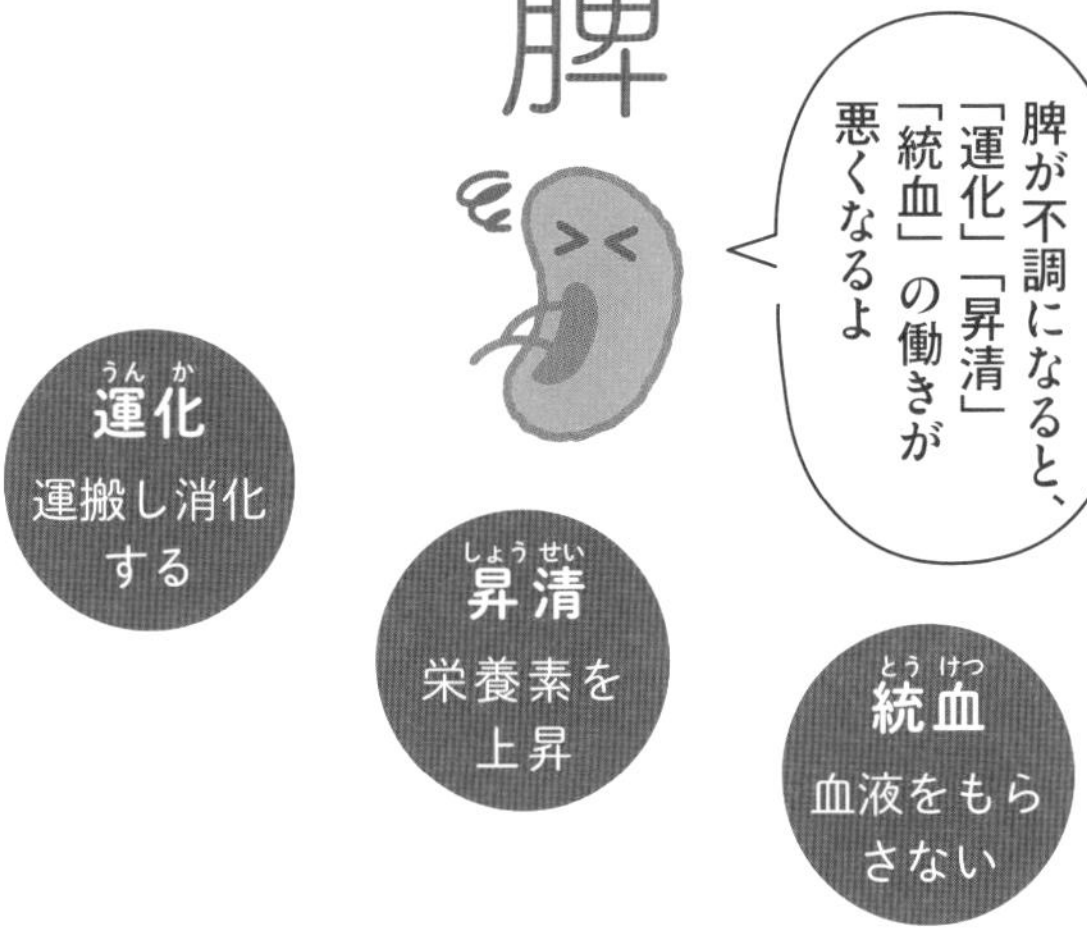
脾が不調になると、「運化」「昇清」「統血」の働きが悪くなるよ
運化《うんか》
運搬し消化する
昇清《しょうせい》
栄養素を上昇
統血《とうけつ》
血液をもらさない

西洋医学の脾臓とは生理機能が違っている

「昇清」の働きが衰えると、気・血・水が脾より上部に十分に届けられなくなるため、めまいや立ちくらみが起こりやすくなります。

食後に眠くなるのも「昇清」が関係しています。食後は消化・吸収に気血が使われ、昇清機能が衰え、気を十分に心に送れないため、眠気を催すとされています。

「昇清」には内臓を持ち上げる働きもあるので、昇清作用の低下は、胃下垂や脱肛につながります。

「統血」機能が不調になると鼻血が出やすくなったり、皮下出血、血便、血尿、月経過多などの症状を引き起こしたりします。

五臓における脾は「脾臓」自体ではなく、消化吸収機能、血がもれ出ないようにする機能、内臓を持ち上げる機能などを指すのです。

呼吸を通じて気を全身にめぐらす、病気の侵入を防ぐ「肺《はい》」

肺は、五臓六腑の一番上に位置する臓器です。大きな働きは、**外気から気を取り込み、体のなかから汚れた気（濁気《だっき》）を排出する呼吸**です。呼吸により、体内の気が入れ替わり、きれいで新鮮な気（清気《せいき》）が全身に満ちるのです。

呼吸という働きは西洋医学でいう肺と同じですが、このほかに東洋医学では、**水を全身にめぐらせ、不要になった水を汗として排出したり、腎に下ろしたりするのも肺の働き**としています。

気と水を全身に行きわたらせ、**濁気を排出する働きを「宣発《せんぱつ》」、気と水を上から下におろす働きを「粛降《しゅくこう》」**といいます。

呼吸は鼻や口から吸った外気を肺に下ろす「粛降」、きれいな気を全身に拡散させる「宣発」、両者の動きに腎の「納気《のうき》」（肺で吸った気を腎まで下ろす）という作用が加わって行われています。

「宣発」機能には「衛気《えき》」という免疫機能を体の表面に配布する役割もあります。「衛

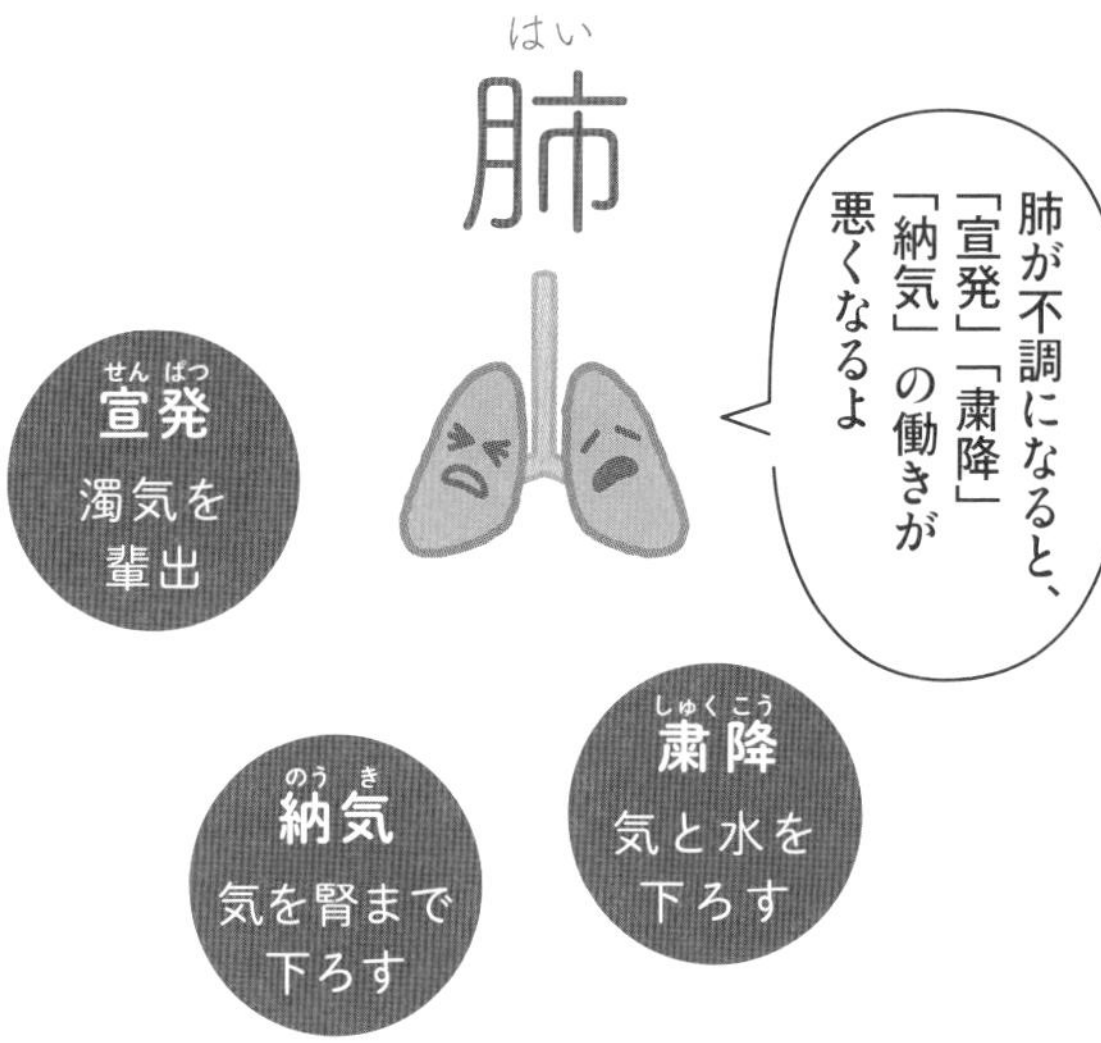
肺《はい》
肺が不調になると、「宣発」「粛降」「納気」の働きが悪くなるよ
宣発《せんぱつ》
濁気を輩出
粛降《しゅくこう》
気と水を下ろす
納気《のうき》
気を腎まで下ろす

呼吸という働き以外にも皮膚や汗腺まで含む

気」は体表にめぐらされ、病気の原因（外《がい》邪《じゃ》）が体内に侵入するのを防いでいます。ですから、宣発機能が低下すると、衛気が体表を全体くまなく覆えなくなるため免疫力が弱くなります。その結果、外邪が侵入しやすくなり、風邪などの病気を引き起こしやすくなります。

また、衛気は汗孔《かんこう》（汗の排出口）の開閉にも関わっているため、衛気が十分でないと汗が出にくくなることがあります。

肺の不調は、せきや鼻づまり、くしゃみ、喘息《ぜんそく》、息切れなど主に呼吸器官の症状に現れます。そのほかにも水をめぐらせる機能が低下するので水分代謝が不調になり、喉の渇きや尿量の減少なども見られるようになります。

生命を維持するのに必要なエネルギーを蓄える、重要な臓器「腎《じん》」

腎は〝精〟を蓄える臓器です。**精とは生命を維持するのに必要なエネルギー**と考えればいいでしょう。ですから、精が満ちていれば順調に成長、発育し、精が衰えると老化現象となって現れます。また、生殖活動にも関わっています。

精については、親から受け継いで腎に蓄えられている〝先天の精〟と、生まれてから脾と肝が飲食から取り入れ、生成した〝後天の精〟があります。腎では両方の精を蓄え、全身に送り出しています。

腎が不調になると精を十分に蓄えられなくなり、全身に供給できなくなります。すると幼少期には発育の遅れ、青年期では生殖機能の衰えや不妊症が見られます。中高年では足腰が弱くなり、物忘れがひどくなったり、耳が遠くなったりと老化現象が進行します。

腎には、全身の水分代謝をコントロールする役割もあります。

全身をめぐった水分を腎が回収し、きれいな水分は再利用し、汚れた水分は膀胱に送り、腎の指令で尿として排出されます。腎のコントロールがうまくできないと水分代謝がスム

腎《じん》

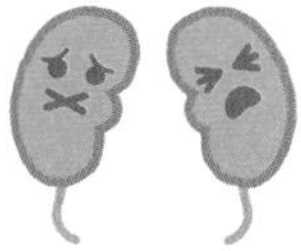

腎が不調になると、精が十分に蓄えられなくなり「納気作用」と「温煦作用」も悪くなるよ

納気《のうき》作用
肺で吸った気を腎まで下ろす

温煦《おんく》作用
体と五臓を温める

ーズにできず、水分がたまり、体が重く、下半身がむくみやすくなります。頻尿も腎の不調が原因です。

ほかにも、納気作用と温煦《おんく》作用があります。納気作用は肺で吸った気を腎まで下ろす作用ですが、肺の宣発作用と粛降作用（64ページ）、そしてこの納期作用が機能して呼吸ができます。ですから、腎の不調は呼吸困難や息切れを発症することになるのです。

温煦作用は体と五臓を温める機能を指します。この作用が低下すると全身の冷え、悪寒《おかん》、下痢などの症状が現れます。

腎は、西洋医学の「腎臓」と同じではなく、泌尿系統、生殖、内分泌、脳の一部の機能も備えているのです。

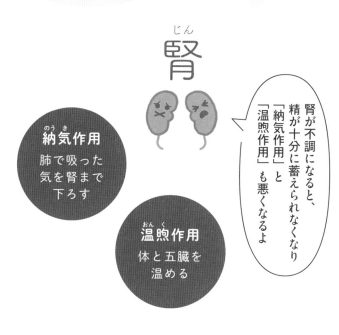

木、火、土、金、水に分類する「五行説」を進化させた天道理論

東洋医学では「五行説」をもとに五臓の性質や働きを考え、ケアや治療に取り入れています。

五行説とは、この世に存在するすべてのものは木、火、土、金、水の5つの要素の働きから成り立ち、5つに分類できるという説です。

それぞれの働きと対応する五臓は次の通りです。

木《もく》＝幹のように上に伸び、枝のように四方に広がる。「肝」
火《か》＝温かく、熱で上昇する。「心」
土《ど》＝種から収穫まで農作物を育てることから、万物を生み、変化させる。「脾」
金《こん》＝清潔。下降させたり、収れんさせたりする。「肺」
水《すい》＝水のように下方に流れる。「腎」

一般的な「五行」説

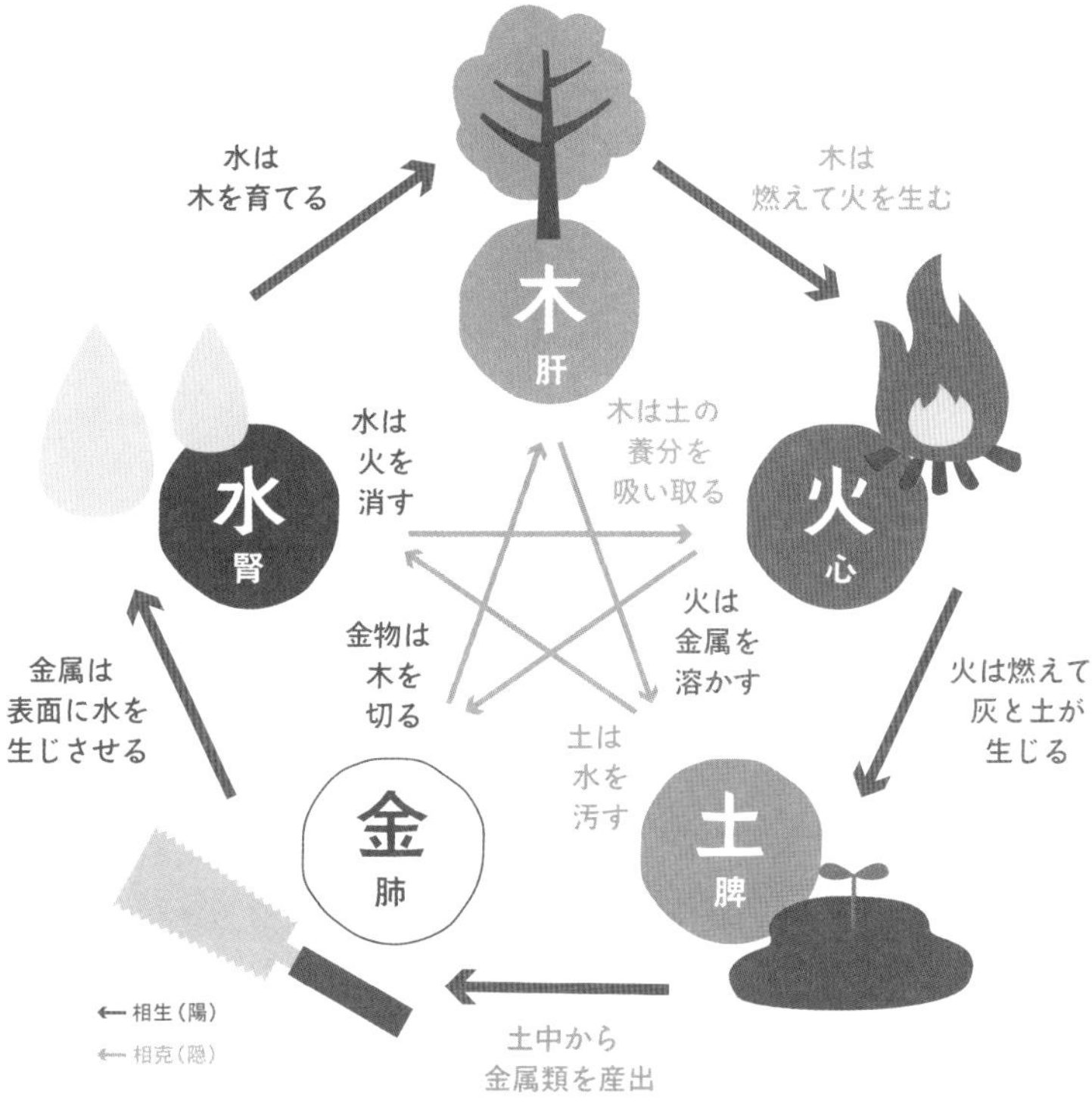
水は
木を育てる
木は
燃えて火を生む
木
肝
水は
火を
消す
木は土の
養分を
吸い取る
水
腎
火
心
金物は
木を
切る
火は
金属を
溶かす
金属は
表面に水を
生じさせる
火は燃えて
灰と土が
生じる
土は
水を
汚す
金
肺
土
脾
← 相生（陽）
← 相克（陰）
土中から
金属類を産出

天道理論の「五行」説

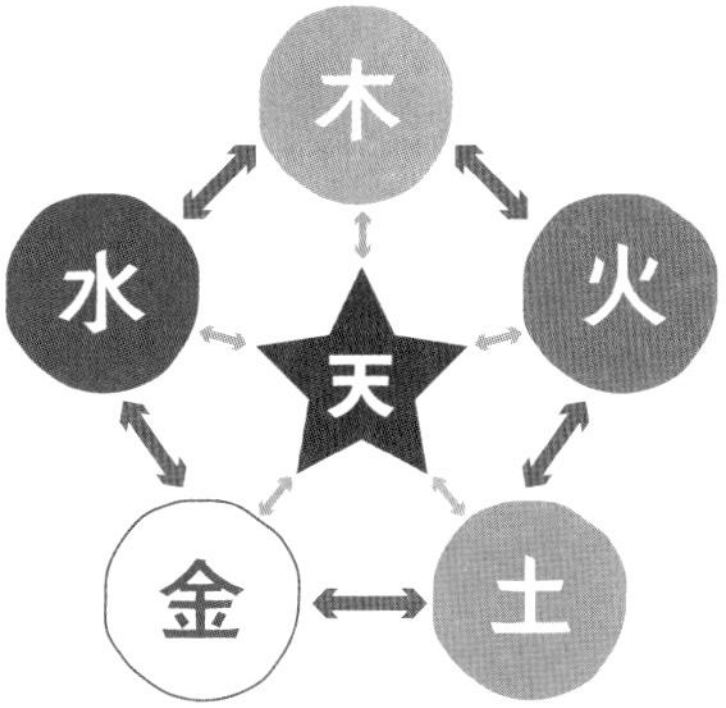
木
水
火
天
金
土

一般的な五行説では、相生《そうせい》関係と相克《そうこく》関係があるとされています。相生関係は相手の働きを助ける関係、相克関係は相手の働きを抑制する関係です。たとえば、木をこすると火が生じるので、木に対して火は相生関係ですが、木は土から養分を吸収するので土にとって木は相克関係になります。

この相生関係と相克関係は、五臓にも当てはまるとされます。血をためる性質がある肝は、血をめぐらせて心を養うので心に対して相生関係です。しかし、どちらかの力が強くなったり、弱くなったりして、この関係が乱れると不調が現れると考えられてきました。また、肝と脾は相克関係で肝の気が過剰になると脾を押さえ、脾に不調が生じます。

天道理論では天を中心にすべてが調和して存在する

私はこの五行説を進化させ、独自の「天道理論」を考えました。そして、この考えをケアのベースにしています。

その天道理論ですが、五行説には欠けている「天」という概念を取り入れ、天を中心にすべてが調和して存在するという考え方です。木、火、土、金、水は一方向の相生関係ではなく互いに影響し合う関係で、相手を抑制する相克関係もなく、天と五行は影響を与え合い、天が五行を包括しています。

五行説では「行」という字が使われていますが、天道理論では、五行間には相手に及ぼした影響が帰ってくる「道」があり、天と調和しているとの考えから、「道」という字を使い「天道」としたのです。

このように考えたのは「多様性」の時代を意識したからです。東洋医学も時代とともに進化すべきと思っています。さまざまな価値観や人種などが共存する多様性の時代には、一方向の相生関係や相克関係はふさわしくないと思うのです。

天道理論では、不調は五臓の調和の乱れから生じると考えています。そこで、ケアでは最初に五臓全体に影響を与えている天から刺激を入れ、次に五臓全体に刺激を入れ、乱れた調和を整えていきます。

顔色で弱っている五臓を判断して、働きを助ける食事をするなど、五色、五味も、上手に日常生活に活かして五臓をケアしていきましょう。

五行説の分類例

五行	五臓	五色	五味
木	肝	青	酸
火	心	赤	苦
土	脾	黄	甘
金	肺	白	辛
水	腎	黒	鹹（かん）※

※鹹は塩辛いという意味です

黙っている五臓の「不調サイン」をキャッチする

五臓の働きが衰えてくると、心身にさまざまな不調のサインが出てきます。ただし、五臓はただサインを出すだけで、自発的に「疲れ」や「痛み」を強く訴えることはしません（五臓のどこかに痛みの症状が出たら、症状が重く外科的な処置が必要なときでしょう）。

次に、**沈黙しがちな五臓が出す「不調サイン」を8つずつ紹介**していきます。**当てはまる項目にチェック**をしていきましょう。チェックが多い五臓が、あなたの弱っている部分だといえます（弱っている五臓が複数あると、それぞれのチェック項目が多くなります）。なお、次の不調サインを見ても、あまりピンとこない人もいるかもしれません。あわせて76ページからの「五臓の腹診」もチェックしてみてください。

「肝」の不調サイン

- □頭痛やめまい、耳鳴りがする
- □爪にツヤがなく、割れやすい

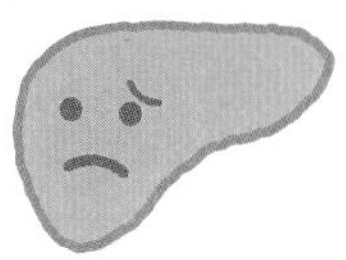

- □シミが出やすい
- □目がかすむ、ドライアイ、眼精疲労がある
- □手足のしびれがある
- □就寝中に足がつる
- □皮膚が乾燥し、髪がぱさぱさする
- □ささいなことでイライラしたり、腹が立ったりすることが多い

□個

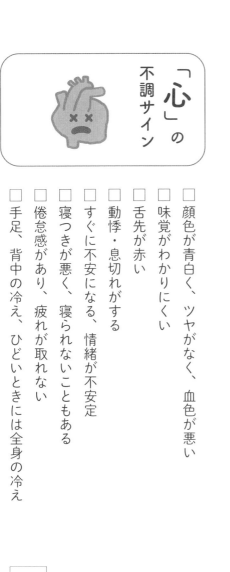

「心」の不調サイン

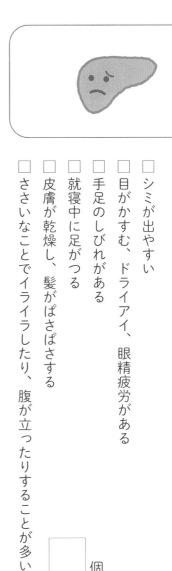

- □顔色が青白く、ツヤがなく、血色が悪い
- □味覚がわかりにくい
- □舌先が赤い
- □動悸・息切れがする
- □すぐに不安になる、情緒が不安定
- □寝つきが悪く、寝られないこともある
- □倦怠感があり、疲れが取れない
- □手足、背中の冷え、ひどいときには全身の冷え

□個

「脾」の不調サイン

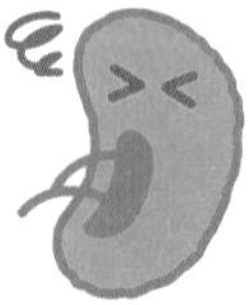

- □倦怠感があり、ヤル気が起きない
- □口が乾く、あるいはよだれが多い
- □お腹を壊したり、下痢になったり、消化器系が弱い
- □食欲不振、あるいは味覚がわからない
- □鼻血が出やすい
- □体が重く、だるい
- □むくみやすい
- □胃下垂

□個

「脾」の不調サイン

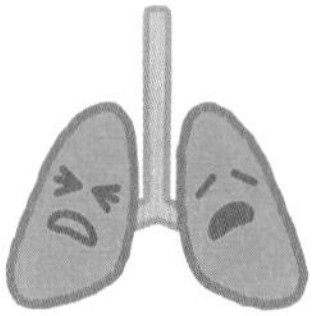

- □風邪をひきやすい
- □せきやくしゃみがよく出る
- □鼻水が止まらない、あるいは鼻づまりが起きやすい
- □痰《たん》が絡みやすい
- □呼吸が浅く力がない、あるいは息切れする
- □喉が渇く

- □背中が悪寒でゾクゾクする
- □尿量の減少、あるいはむくむ

□個

「腎」の不調サイン

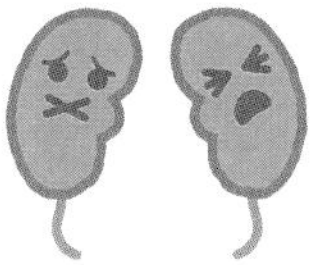

- □頻尿
- □難聴あるいは耳鳴りや老眼がある
- □腰がだるく、腰痛
- □下半身がむくみ、冷える
- □顔色がくすんでいる
- □骨や歯がもろくなる
- □足腰が衰えた
- □物忘れがひどいなど、老化現象が進んでいる

□個

自分で行う「腹診」で五臓の不調サインを読み取る

西洋医学でも、腹部に直接触れて診察する「腹診」を行いますが、これは腹壁の上から内臓の様子を探るのが目的です。

一方、**東洋医学（漢方）の腹診では、皮膚の張り具合や、押したときの痛み（圧痛）や違和感などを診て、五臓や気・血・水の状態を把握するのが目的**です。腹部には、さまざまな体質を反映する所見が現れるのです。

腹診を自分で行うときには、腹部に力が入らないようにあお向けに寝て行うといいでしょう。腹診は、中指の先（爪が長い人は中指の第2関節）を使って腹部を押して行います。

次のページで、整体師歴40年近い私の父が行っている「腹診」方法を紹介します。父の**独自の腹診による「肝・心・脾・肺・腎」のそれぞれの圧痛点**をまとめました。

72ページの「不調サイン」ではピンとこなかった人は、こちらの腹診もぜひお試しください。

五臓の不調を読み取る「からだの地図」

心
胸骨をゴリゴリと押すと、ピリッとした痛みが出て胸のなかに広がる。手の小指にピリピリとした痛みが出ることもある。

肝
肋骨の下を指先でなかにもぐりこませるように入れると苦しさが出る。

みぞおちからへそまで縦に鉛筆のような硬いしこりがあれば、ストレス過多。

みぞおちからへそまでの間にドクドクと強い拍動が出る人は、自律神経の異常。

肺
肩の前面と胸の間をコリコリと押してみて、硬さと痛みが出ると肺に問題あり。巻き肩になっていることが多く、胸を開いての深呼吸ができなくなり、呼吸が浅くなる。

脾
みぞおちとおその中間点（中脘というツボがある）を押して痛みがあると脾の異常。指でトントンと叩くと、ピチャピチャと音がするのは水滞（胃内水滞）

腎
へその少し下にある「丹田」（全身の気が集まる）の位置がペコっと力なくへこんだら、腎の弱さが出ている（気虚）。押すと硬くて痛みが出るのもよくない（気滞）。いずれも冷え、腰痛、不眠などが出やすい。

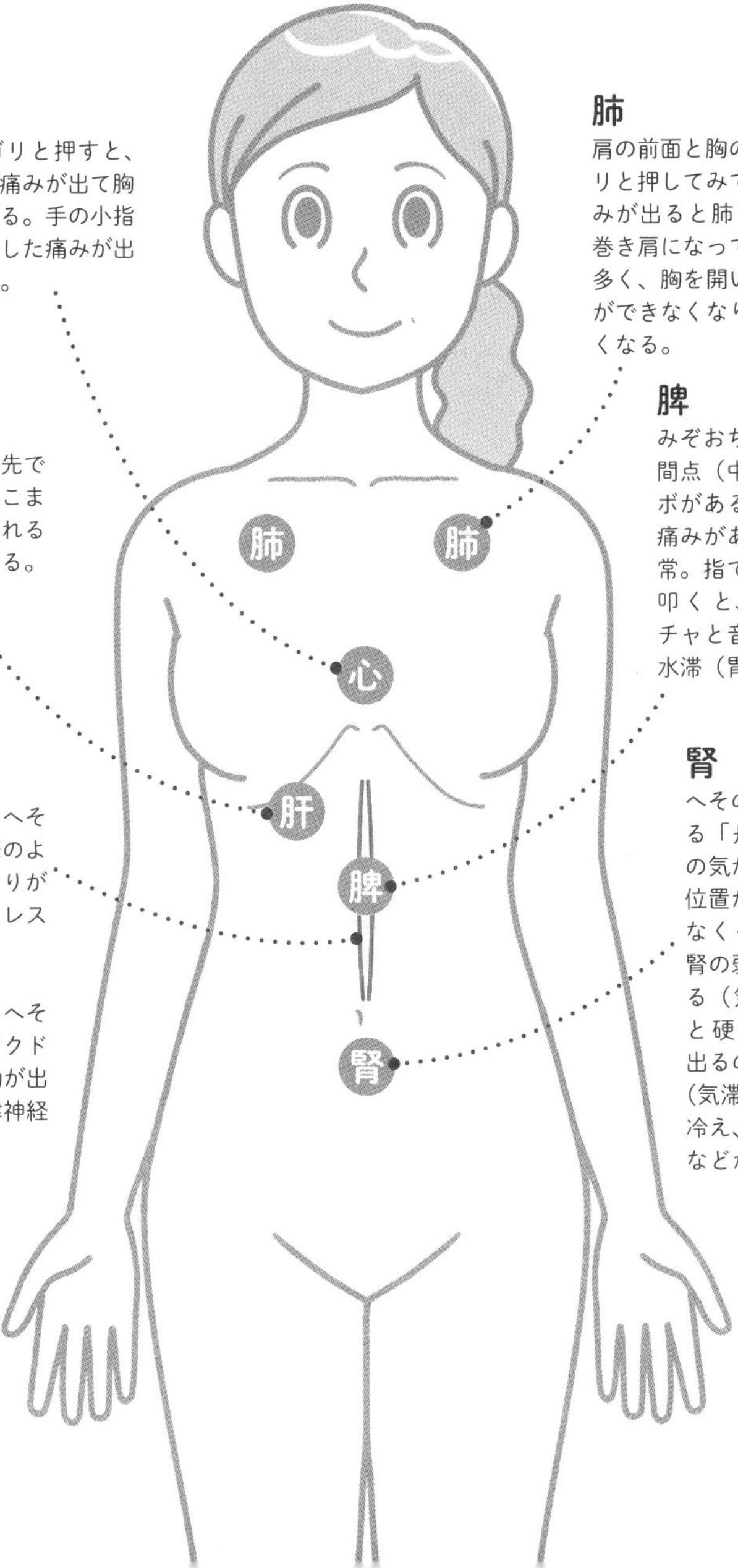

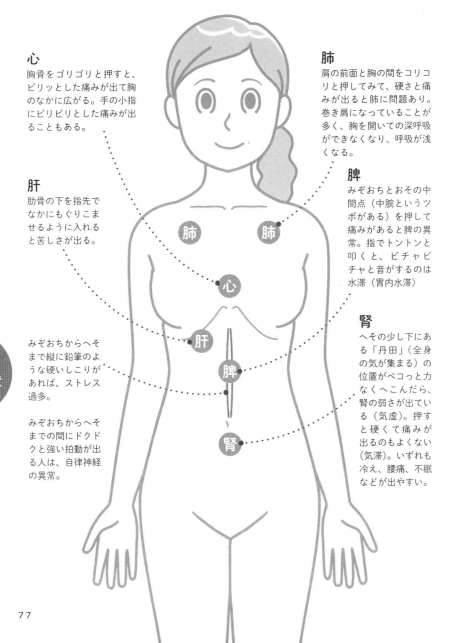

食事や運動にツボ押し……日常で簡単にできる「五臓ケア」

五臓の働きが衰えてくると、体のあちらこちらにさまざまな不調が起こるとお話ししてきました。体がだるいとか、胃が重い、食欲が出ないとか、いわゆる「未病」の症状です。そんな未病の症状を改善するには体の不調から、どの臓器が弱っているのかを判断して初期症状のうちにケアしておきたいものです。

どのようなケアをすれば、効果的なのかを紹介していきましょう。

まず、五臓にはそれぞれに「開口口《かいこうぐち》」があることを知っておいてください。**開口口とは、体の外部と五臓とがつながっている部位**です。

肝は目、心は舌、脾は口、肺は鼻、腎は耳が開口口です。これらの開口部は不調が現れやすい部位でもあります。

- 眼精疲労やドライアイなど、目の症状は「肝」
- 味覚がわかりにくい、舌先が赤いなど、舌の症状は「心」

・口の周囲の吹き出物や口角が切れるなど、口の症状は「脾」
・鼻水、鼻づまりなど、鼻の症状は「肺」
・耳鳴りや聞こえにくいなど、耳の症状は「腎」

というように、五臓それぞれの不調を示すサインが開口口に発症しやすくなります。五臓の不調を感じたら、それぞれの開口口をケアするといいでしょう。

また、「五味」（71ページ）に基づいた食事にも気をつけたいものです。

ここでは日常生活で、簡単にできるケアを紹介します。

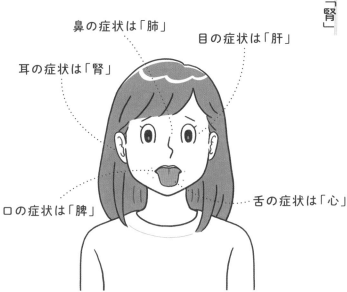

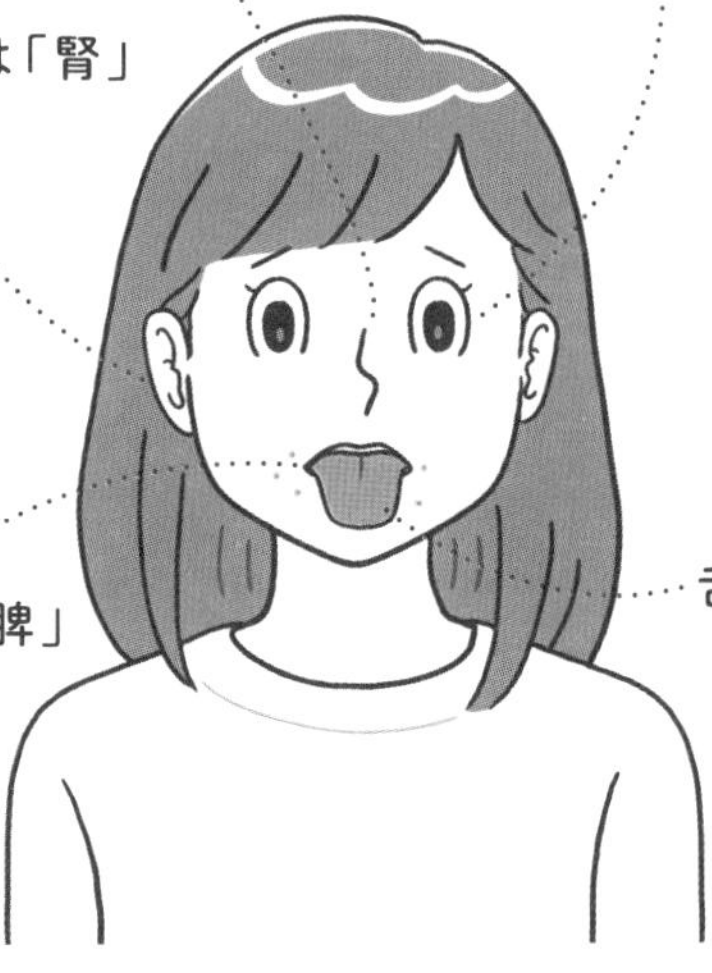
鼻の症状は「肺」
目の症状は「肝」
耳の症状は「腎」
口の症状は「脾」
舌の症状は「心」

「肝」を整えるには

●不調は目に現れやすいので目のケア。視力が落ちたと感じたり、老眼を自覚したりしたら、眼鏡やコンタクトレンズを使用する

●「肝は筋を司る」とされる。肝の不調で筋肉が弱らないように筋力トレーニングを中心にした運動をする

●爪が傷みやすくなるのでハンドクリームやネイルオイルで保湿するなどの手入れをする

●酢の物など酸味のあるものを食べる。果物から摂るには、あえてすっぱい柑橘類などを選ぶ

●怒りの感情をコントロール。腹立たしいと感じたら、怒りをぶつける前に6秒間ガマンする「6秒ルール」で感情を鎮める

「心」を整えるには

●舌ブラシや舌クリーナーを使用して舌をきれいにする

●血流を良くする食事をする。トマト、納豆をはじめ、イワシ、サバ、サンマなど青魚に含まれるEPAを摂る

●心に対応する五味は「苦」なので苦みのあるものを食べる。コーヒー、ゴーヤ、ビターチョコレートなど

●過剰な喜びは、心の働きを損なうので喜び過ぎない。自慢話をし過ぎない

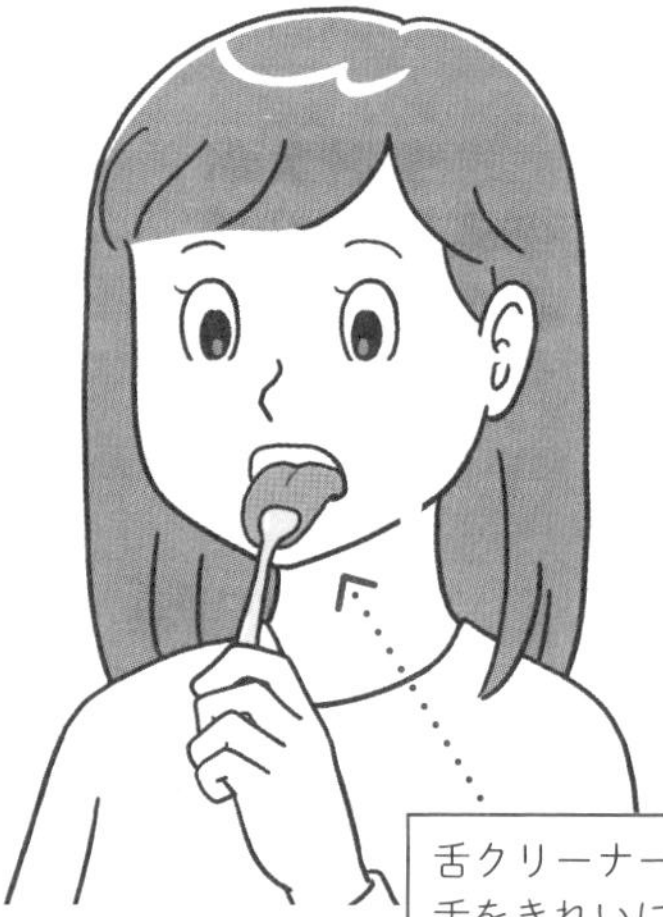

「脾」を整えるには

●歯磨きや歯周病の予防などオーラルケア（口腔内のケア）をしっかりする

●脾が弱ると筋肉の働きに影響を与える。そこで立ち上がる・起き上がる・階段の昇降で使われる筋肉（白筋）の衰えを防ぐ運動をする。スクワットなどの筋力トレーニング、卓球、ダンス、ダッシュなど

●甘味を摂り過ぎない。脾が弱ると甘いものが欲しくなるが、食べ過ぎないよう注意する

●考え過ぎは脾を弱らせる。考えごとをするときには、一定の休養や気分転換をする

「肺」を整えるには

●口呼吸ではなく鼻呼吸を意識する。就寝時に口呼吸になりがちな人は口を塞ぎ、鼻呼吸を促す、市販の「鼻呼吸テープ」などを使用する。口呼吸の原因が、鼻中にできる良性のポリープ「鼻茸《はなたけ》」など鼻の疾患なら耳鼻科できちんと診療を受けて処置する
●保湿、洗顔などスキンケアをして、皮膚の状態を良好に保つ
●唐辛子やスパイスなど辛いものを食べ過ぎない
●悲しみや憂いの感情は肺を弱らせるので、できるだけ楽観的な考え方をする

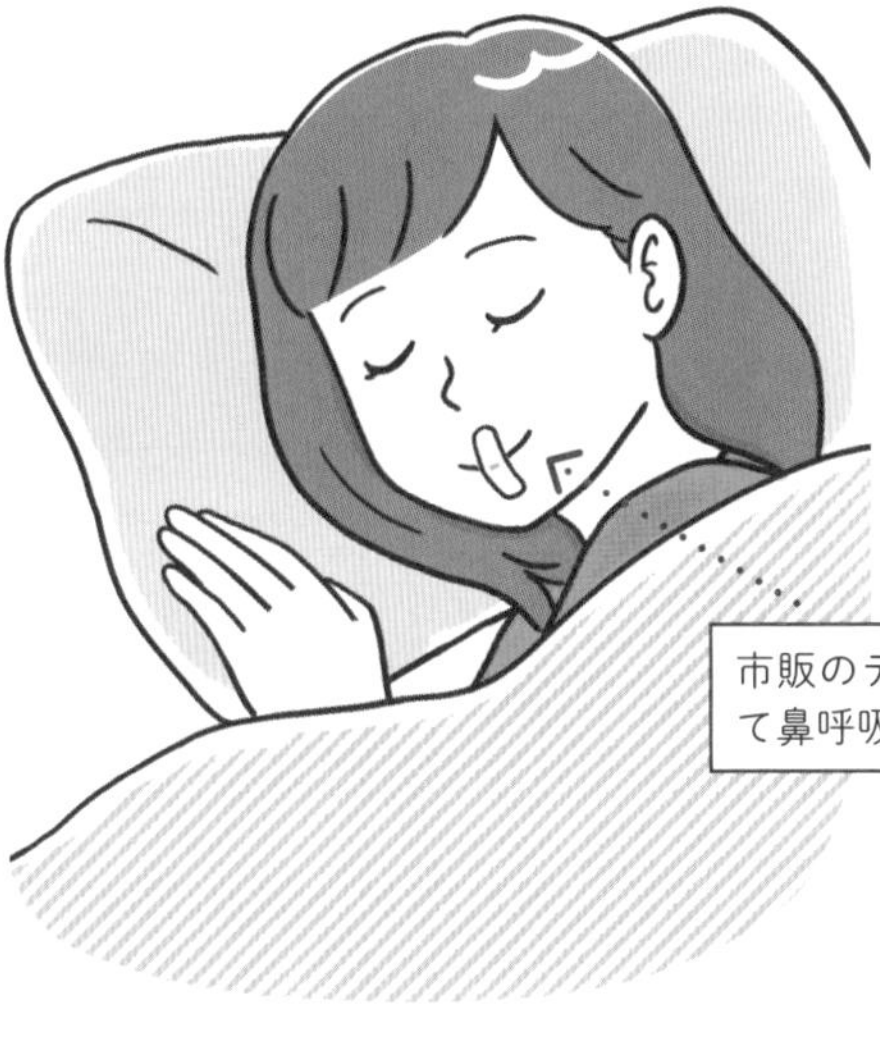
市販のテープを使って鼻呼吸を意識する

「腎」を整えるには

- 耳に不調が現れやすく、聞こえにくいと感じたら補聴器を使う
- 冬はダメージを受けやすい季節なので、体が冷えないよう注意する
- カルシウムを積極的にとり、骨を強くする
- 日頃の運動不足に注意する
- 腎の不調は、薄毛や脱毛に現れるので頭髪のケアを心がける
- 摂り過ぎに注意しながら、適度な塩分を取る（推奨される1日の塩分量は成人男性で7・5g未満、成人女性で6・5g未満）
- 腎は「恐れ」によってダメージを受けるので、将来への不安や恐れを抱き過ぎないようにする
- 気を充実させるよう、日々を楽しく過ごせるように積極的に行動する

ポチのワンポイント

天道　五臓と喜怒哀楽の関係を五志《ごし》といいます。肝は怒、心は喜、脾は思、肺は悲、腎は驚・恐に反応し合うという意味です。

喜久雄　じゃあ、腹が立ってイライラするのは肝と関係があるんですか？

天道　肝が弱れば、いら立つことが多くなり、また腹を立ててばかりいると肝が弱ります。

友美　福引が当たって興奮したら血圧が上がったけど、五臓と関係あるの？

天道　喜は心に反応するので喜び過ぎは心の働きに影響を与え、不眠や動悸、血圧の上昇を起こすことがあります。

喜久雄　腎と恐はどう関係するんだろう？

ポチ　犬はすごい恐怖を感じるとおもらししてしまうワン。人間もそうでしょ！

天道　腎は水分代謝の働きをしています。緊張したり、怖い思いをするとトイレに行きたくなるのは恐が腎に影響を与えるせいとも言われています。

ポチ　喜怒哀楽は五臓と関係があるから、平常心を保つことが大切なんです！

3章

痛みも不調も スーッと消える「からだの地図帳」

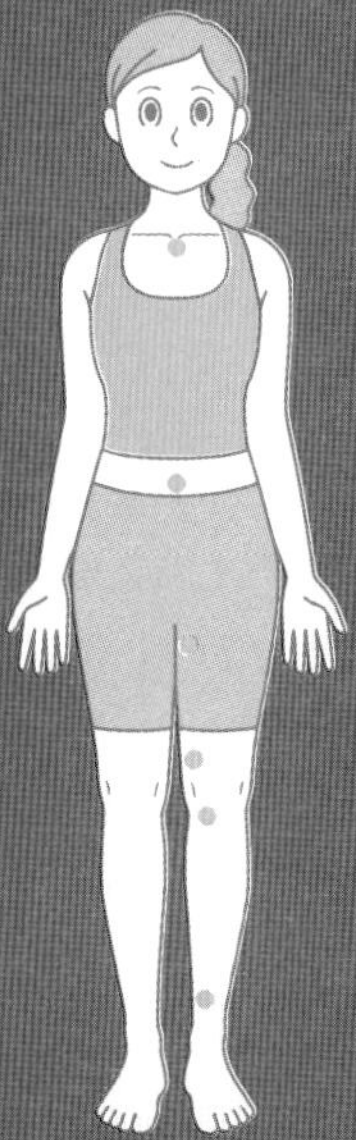

鍼灸レベルのセルフケアを自宅で再現する

ここからは、痛みや不調をスーッと消して、病気の前段階の〝未病〟を改善するセルフケアを紹介しましょう。その効果は、**経絡（ツボ）に細い針を刺して刺激を与える**「鍼」やもぐさを体の表面に置いて燃焼させる「灸」に匹敵するものだと自負しています。

この鍼灸レベルのセルフケアで必要なアイテムは、次の2つです。いずれもドラッグストアや100円ショップで入手できるものです。

①**磁気バン**（ドラッグストアで売っている「エレキバン」や「磁気バン」などの商品、あるいは100円ショップで売っている磁石と貼り替え用シート）12個以上

②**イヤホンコード**（1m以上）

磁気バンは磁石を使っていて、S極とN極があります。ケアでは、N極の周囲にS極を貼ります。すると**磁力（S極とN極の反発や引き合う力）の効果で、血流やリンパの流れに刺激を与えられます。**この刺激は、指圧や日常生活で体験するのとはまったく違う刺激

になります。良質の微弱電流が発生するのです。

コードで部位をつなぐケア（97ページ）では、さらに良質の微弱電流が生まれます。そして、たとえば右手と左足にコードをつなぐことによって、体の対極（全身）に微弱電流が流れるため、気が整い、血流も改善し、痛みが緩和されやすくなるのです。

気を整えるのに最適な微弱電流を発生させるには、鍼による刺激が最良です。しかし、一般の人が自宅で鍼治療を行うことはできません。そもそも鍼を刺されるというのに抵抗のある人もいるでしょう。

そこで、誰もが入手しやすく実践しやすい、磁気バンやコードで微弱電流を流すケアを紹介していきます。この章では、次の**3つのセルフケア**を紹介します。

①磁気バンをコードでつなぐ方法
②磁気バンだけの方法
③指圧による方法

効果は①②③の順で高いのですが、とはいえ、どの方法でも効果は十分にあります。**1週間に一度はコードを使ったケア、日常的には磁気バンを貼ったままにしておくケア、手軽にケアしたいときは指圧**など、生活に合わせて使い分けてもらえればいいと思います。

事前に用意するもの

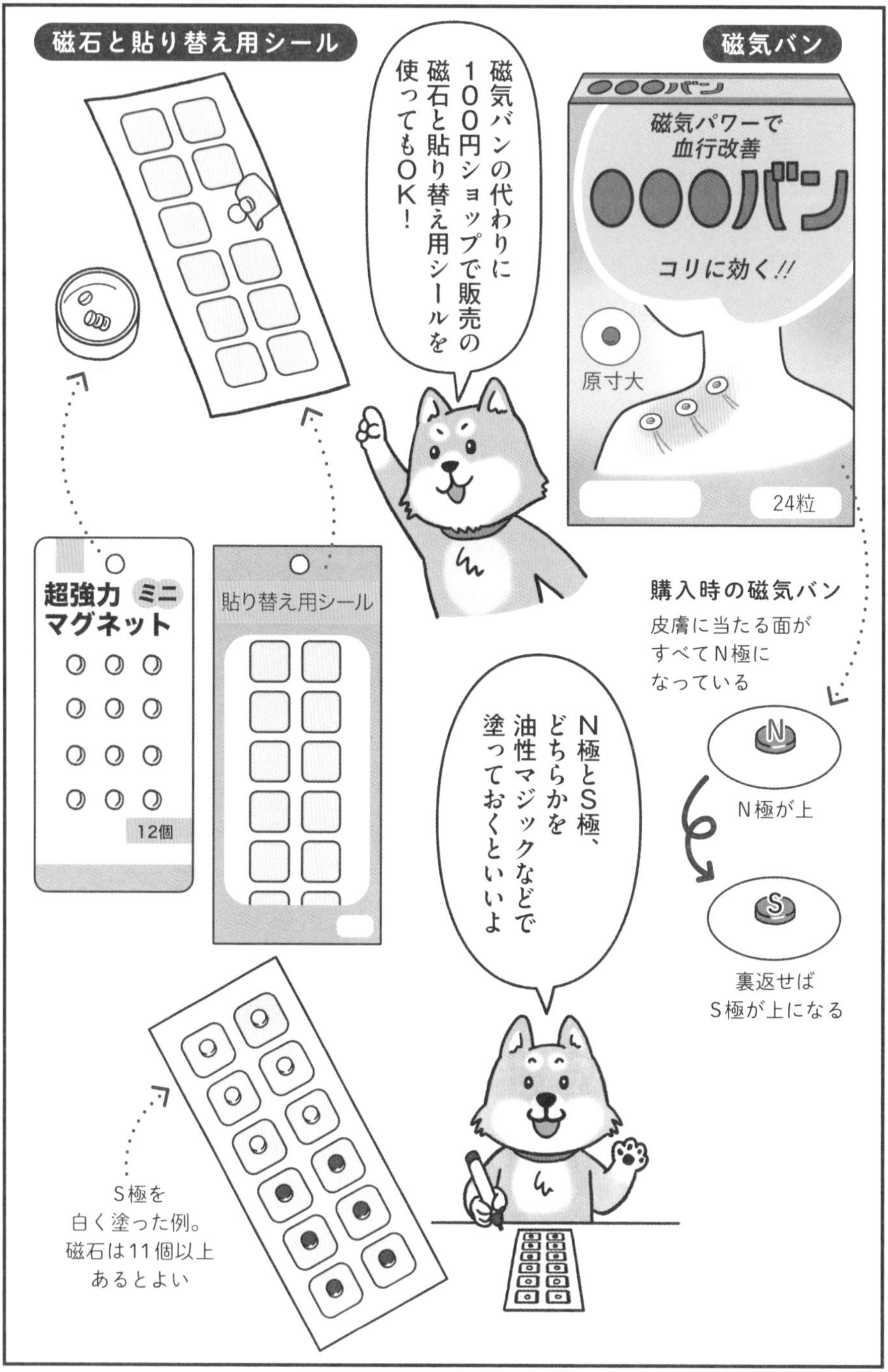
磁石と貼り替え用シール
磁気バン
磁気バンの代わりに100円ショップで販売の磁石と貼り替え用シールを使ってもOK!
○○○バン
磁気パワーで血行改善
○○○バン
コリに効く!!
原寸大
24粒
超強力 ミニ マグネット
12個
貼り替え用シール
購入時の磁気バン
皮膚に当たる面がすべてN極になっている
N極とS極、どちらかを油性マジックなどで塗っておくといいよ
N極が上
裏返せばS極が上になる
S極を白く塗った例。磁石は11個以上あるとよい

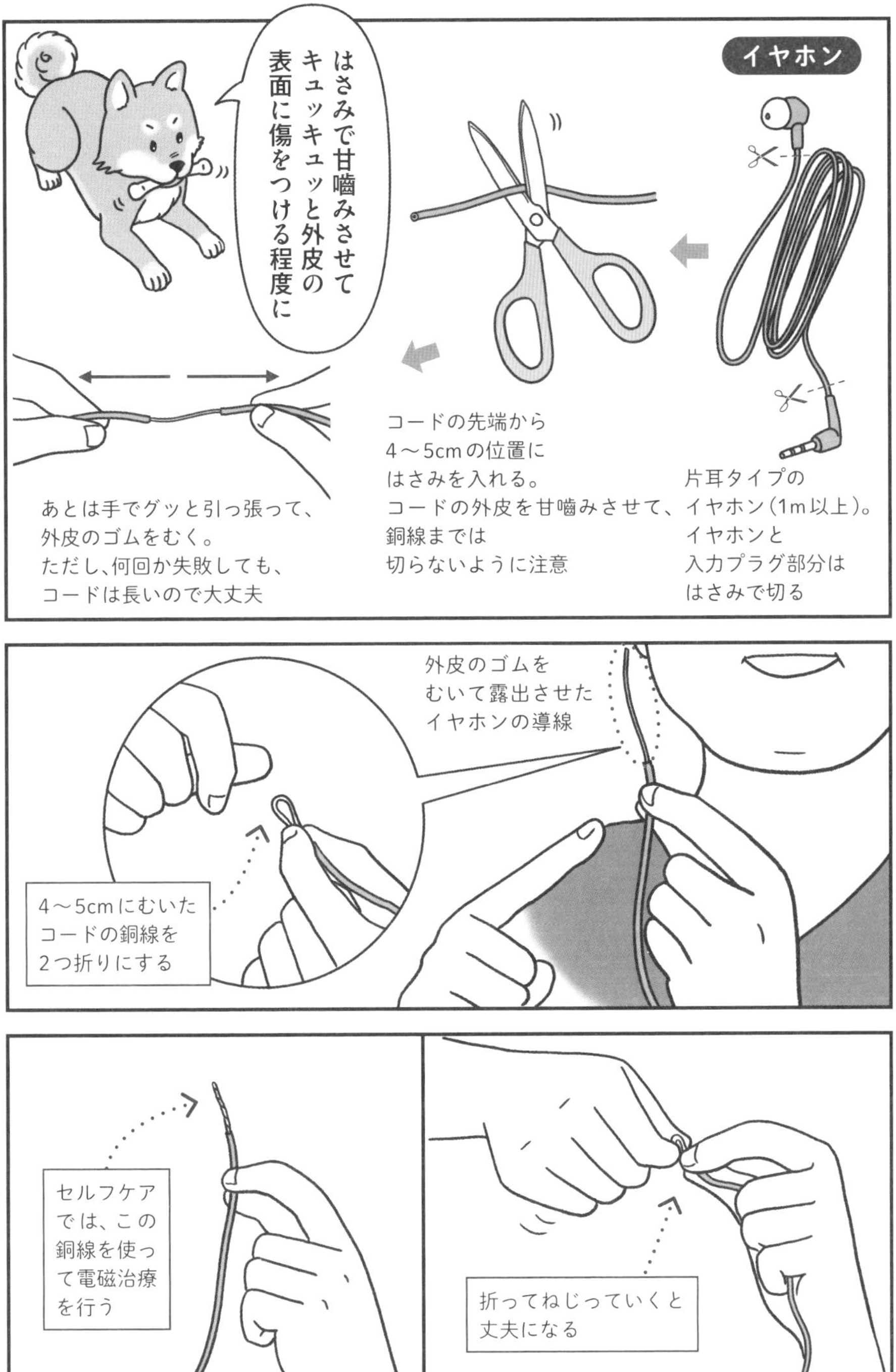

イヤホン
片耳タイプのイヤホン(1m以上)。イヤホンと入力プラグ部分ははさみで切る
コードの先端から4～5cmの位置にはさみを入れる。コードの外皮を甘噛みさせて、銅線までは切らないように注意
はさみで甘噛みさせてキュッキュッと外皮の表面に傷をつける程度に
あとは手でグッと引っ張って、外皮のゴムをむく。ただし、何回か失敗しても、コードは長いので大丈夫
外皮のゴムをむいて露出させたイヤホンの導線
4～5cmにむいたコードの銅線を2つ折りにする
折ってねじっていくと丈夫になる
セルフケアでは、この銅線を使って電磁治療を行う

3
章

ケアのポイントは最初に頭と足裏に刺激を入れること

次に、このケア法の特長をお話ししておきましょう。

すべてのケアでは、**最初に頭頂部と足の裏に刺激を入れます。**実際に私が院長を務めている整体院でも、腰痛や坐骨神経痛をはじめとする体の痛みを解消する施術をするには、まず頭頂部と足の裏に鍼を使って刺激を入れています。

みなさんは、鍼は使えませんから、鍼の代わりに指圧などで刺激を入れてもらいます。

では、なぜ、最初にこれを行うのでしょうか?

頭は天につながり、足の裏は地につながっています。そして頭と足の裏は、経絡（ツボ）でつながっています。天からは日光や放射能など体に良い気と悪いものが降り注いでいます。人はそれらを体に取り入れ、経絡を使って良い気は循環させ、悪いものは足の裏から地に流しています。それと同様に、**頭と足から良い刺激を入れ、気を整えて循環させ、悪いものは足から流し、五臓の不調を改善**していきます。そのために最初に、頭頂部と足の裏に刺激を入れるのです。

良質の微弱電流により、気を整え、不調を改善

次に、頭と足からの刺激が気を整え、不調を改善する理由を説明しましょう。

刺激を入れると、それを脳の知覚神経が認知して微弱電流を発生させます。この微弱電流は生体電流と同質です。生体電流は「気」と同じと、序章で説明しました（23ページ）。そこで、微弱電流も、気と同様に経絡を通って体中に流れます。

すると、**気が不足していた部位に微弱電流が行きわたり気を満たし、滞っていた部位では流れをスムーズに**します。このようにして、気が整えば全身の血液循環が改善され、血や水とのバランスも整います。

体の痛みは、気・血・水のアンバランスから起こる五臓の不調から発症しているケースが多くあります。ですから、**気・血・水のバランスが良くなれば、五臓の不調も改善されるの**です。さらに気・血・水と五臓を整えると自然治癒力も上がります。

こうして、気・血・水と五臓のコンディションを良くして、自然治癒力を高めてから、患部のケアを行うと効果的なのです。私の整体院に見える患者さんのなかには、五臓を整えただけで痛みの緩和を実感する人も数多くいらっしゃいます。

❶ 頭頂部と足裏を指圧する

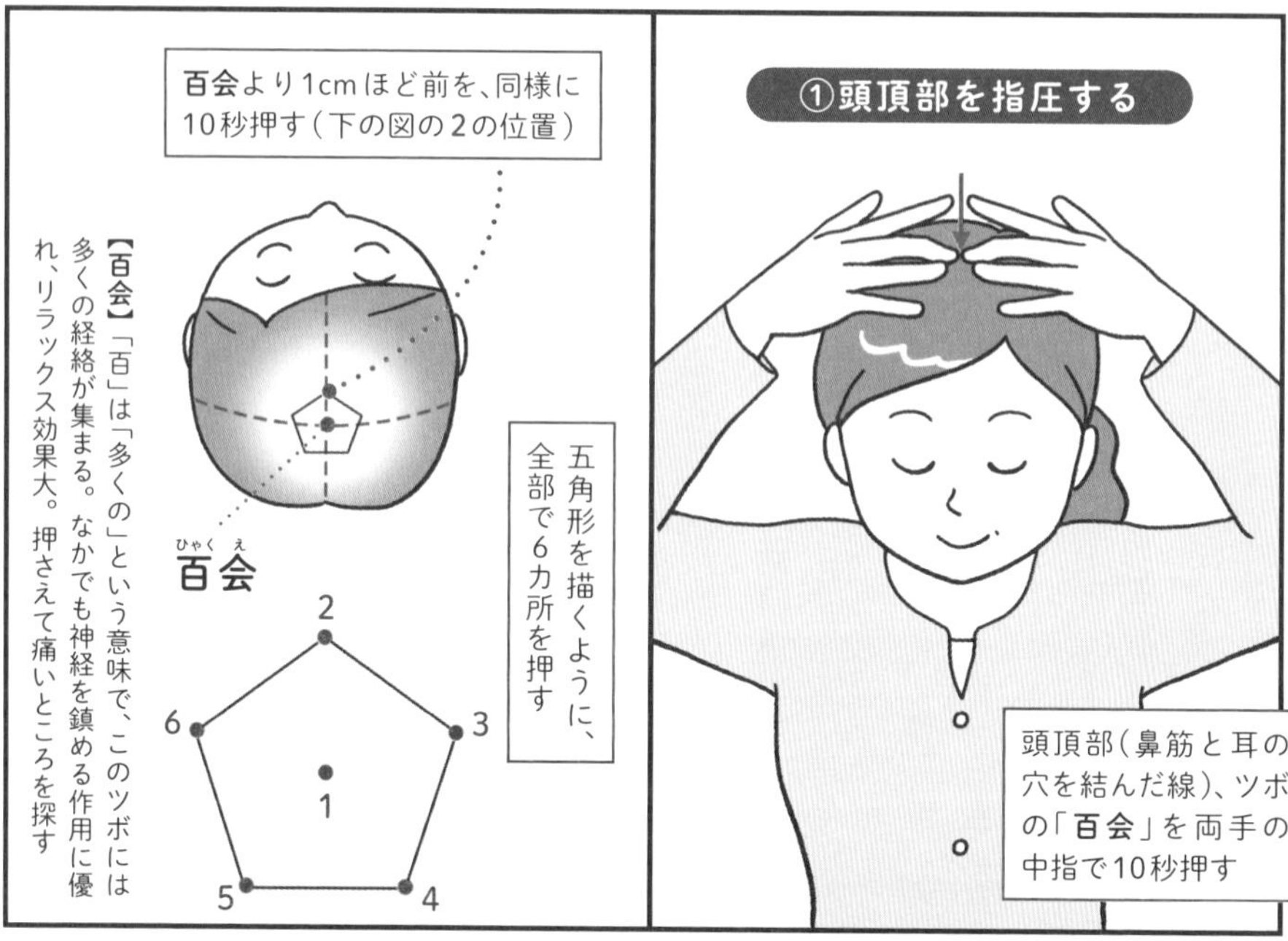
①頭頂部を指圧する
頭頂部（鼻筋と耳の穴を結んだ線）、ツボの「百会」を両手の中指で10秒押す
百会より1cmほど前を、同様に10秒押す（下の図の2の位置）
五角形を描くように、全部で6カ所を押す
百会《ひゃくえ》
2
6
3
1
5
4
【百会】「百」は「多くの」という意味で、このツボには多くの経絡が集まる。なかでも神経を鎮める作用に優れ、リラックス効果大。押さえて痛いところを探す

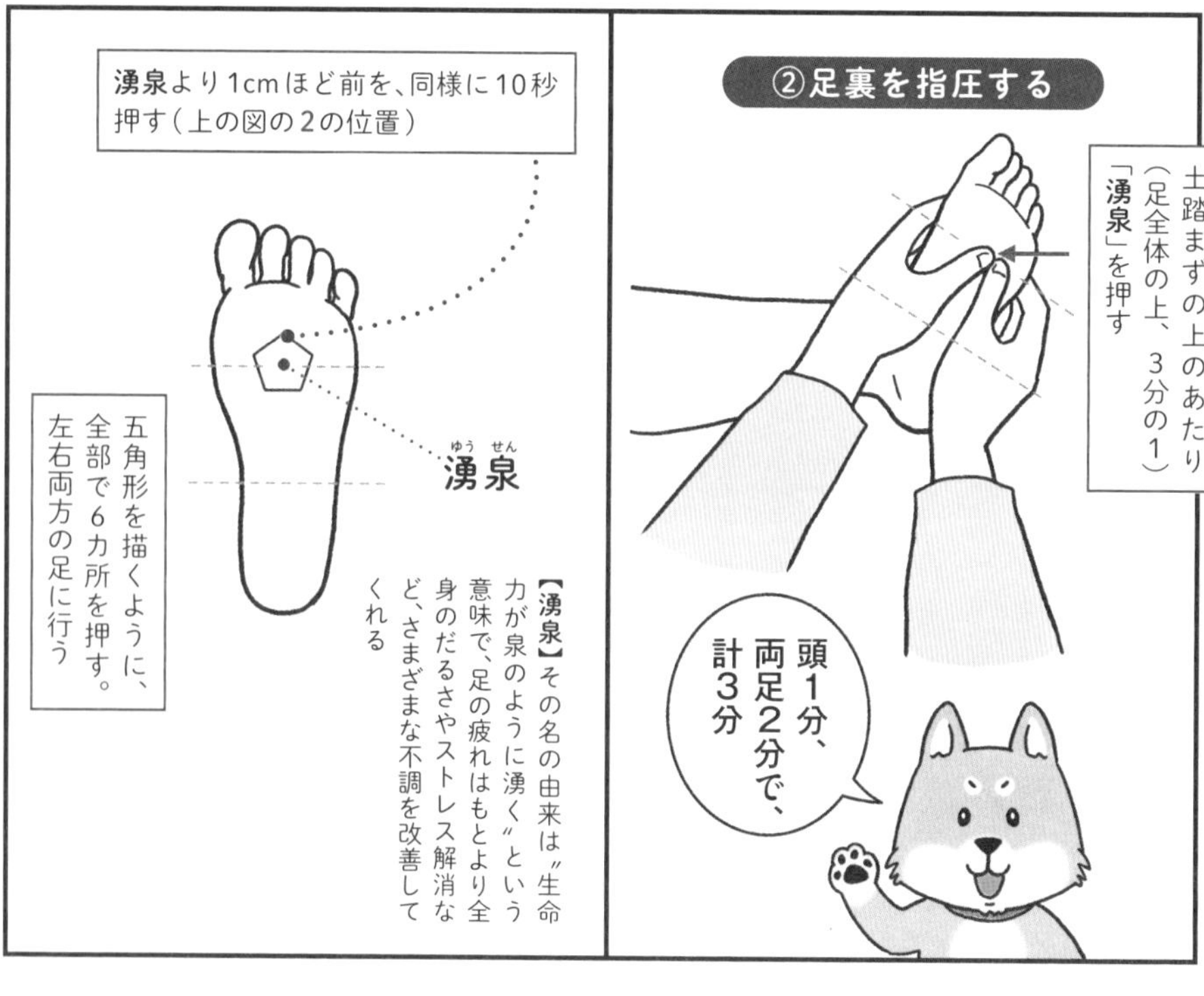
②足裏を指圧する
土踏まずの上のあたり（足全体の上、3分の1）「湧泉」を押す
頭1分、両足2分で、計3分
湧泉より1cmほど前を、同様に10秒押す（上の図の2の位置）
湧泉《ゆうせん》
五角形を描くように、全部で6カ所を押す。左右両方の足に行う
【湧泉】その名の由来は〝生命力が泉のように湧く〟という意味で、足の疲れはもとより全身のだるさやストレス解消など、さまざまな不調を改善してくれる

❷ 患部をケアする

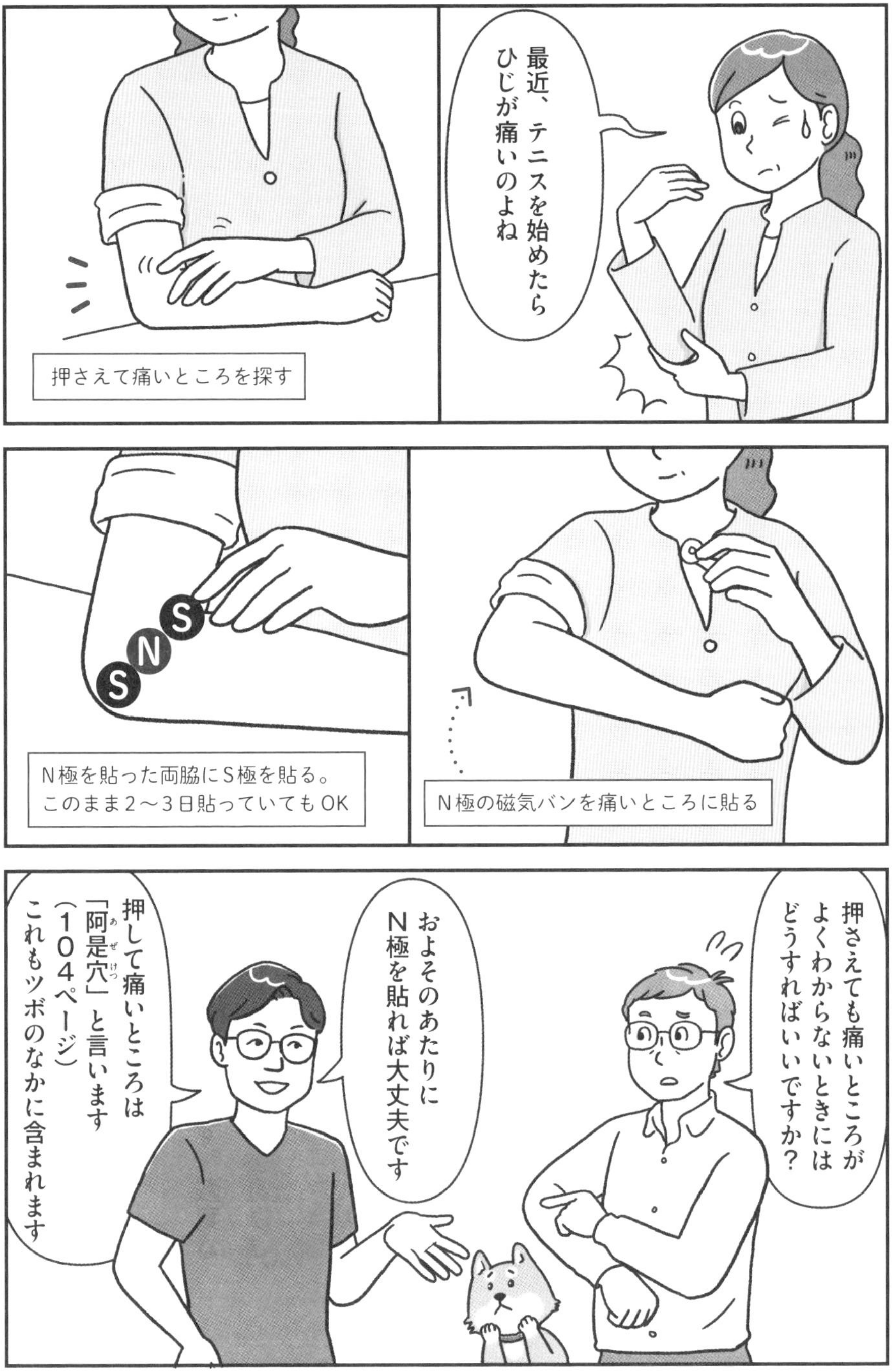
最近、テニスを始めたら
ひじが痛いのよね
押さえて痛いところを探す
N極の磁気バンを痛いところに貼る
S N S
N極を貼った両脇にS極を貼る。
このまま2～3日貼っていてもOK
押さえても痛いところがよくわからないときにはどうすればいいですか？
およそのあたりにN極を貼れば大丈夫です
押して痛いところは「阿《あ》是《ぜ》穴《けつ》」と言います（104ページ）これもツボのなかに含まれます

気・血・水のバランスも整える五臓ケアと体全体のケア

五臓の不調は、気・血・水のバランスを崩し、疲れやすい、ヤル気が出ない、体がだるいなどの未病や体の痛みの原因になります。

五臓ケアでは、磁気バンを腹部の6カ所に貼ります。これにより**五臓をまるごとケアする**のが目的です。腹部に貼るのは、それが内臓の上に貼ることになり、五臓に効率よく刺激を与えられるからです。

磁気バンの貼り方ですが、みぞおちの下にN極を貼り、S極、S極と貼っていき、一番下にN極を貼ります。

このように貼るとN極とS極は引き合い、並べて貼ったS極同士は反発します。すると、上から下に流れる磁気と横に広がる磁気で腹部全体に磁力が広がるのです。N極を一番上に貼るのは磁界の向きはN極から始まり、S極に向かう性質があるからです。

こうして広がった磁気は微弱電流を発生させます。その電流によって血行を良くし、五臓を整えます。

コードを使用して体全体をケアする方法もあります。

まず手首と足首のツボに磁気バンを貼り、次にコードでつなぎ、1分間、そのままにしておきます。

手首のツボは「列缺《れっけつ》」で、体の前面中央を通る経絡「任脈《にんみゃく》」のツボです。足首のツボは「照海《しょうかい》」で、任脈のやや外側を通る経絡「陰蹻脈《いんきょうみゃく》」のツボです。両方のツボへの刺激は経絡を整え、停滞している気・血の流れを活性化する効果があります。

鍼治療では、手首の「列缺」と足首の「照海」を使い、肺と腎を中心に五臓の働きをバランスよく整える治療法があります。このケアではそれを応用し、鍼の代わりに磁気バンを使っています。

さて、手首と足首をコードでつなぐと、N極からS極へと微弱電流が流れ、それが経絡を通り、つま先から頭まで体中をめぐります。その結果、気・血・水の流れが整い、体の不調が徐々に改善されていきます。

1週間に1度、このセルフケアを2～3週間も続ければ体の調子が良いと感じられるようになるでしょう。ケアを終えたら、コードを外しますが、磁気バンはそのままにしておき、次回のケアに使用しても大丈夫です。

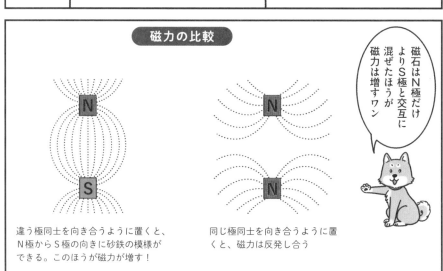

❸ 五臓をケアする

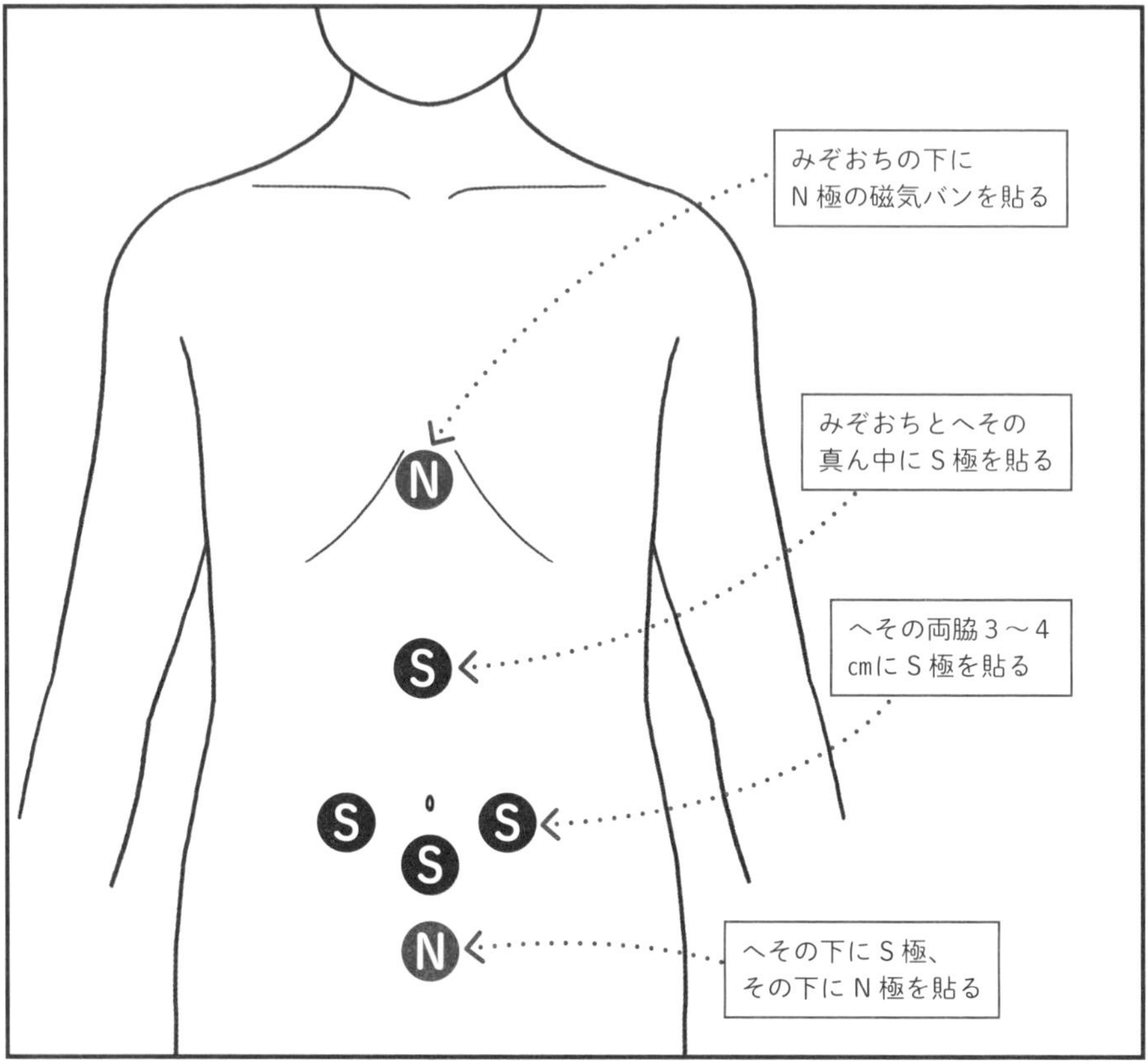

みぞおちの下に
N極の磁気バンを貼る
みぞおちとへその
真ん中にS極を貼る
へその両脇3～4
cmにS極を貼る
へその下にS極、
その下にN極を貼る
N
S
S
S
S
N

磁力の比較

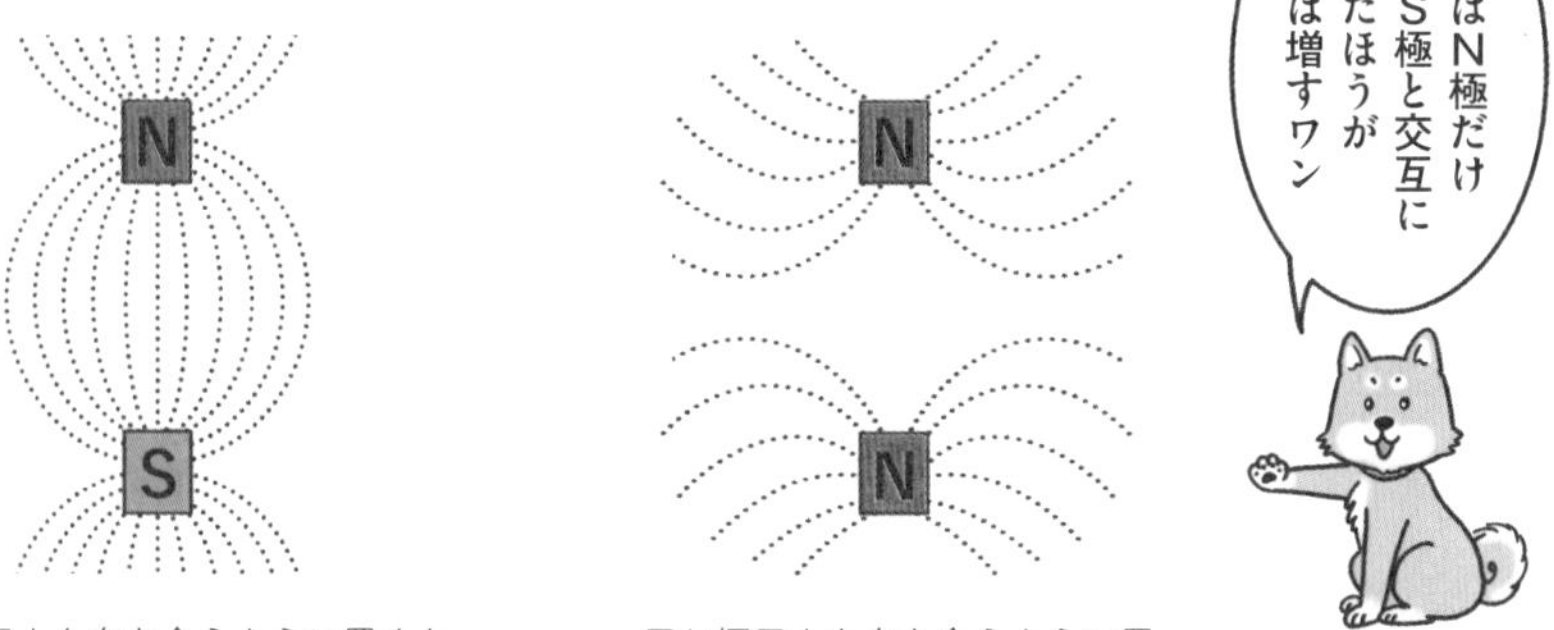

N
S
N
N
磁石はN極だけ
よりS極と交互に
混ぜたほうが
磁力は増すワン

違う極同士を向き合うように置くと、N極からS極の向きに砂鉄の模様ができる。このほうが磁力が増す！

同じ極同士を向き合うように置くと、磁力は反発し合う

❹ 体全体をケアする

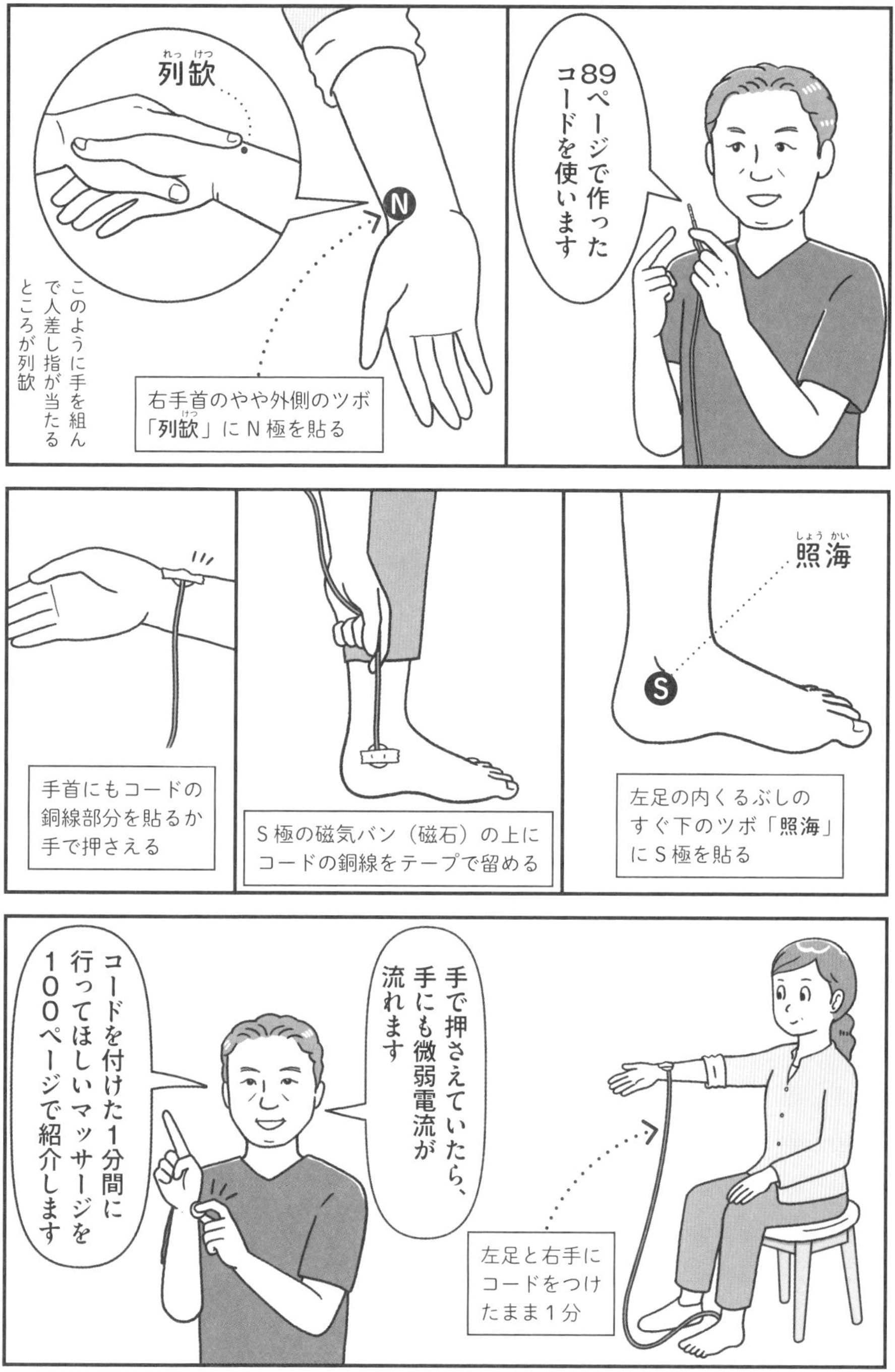
89ページで作ったコードを使います
列缺《れっけつ》
このように手を組んで人差し指が当たるところが列缺
右手首のやや外側のツボ「列缺《けつ》」にN極を貼る
N
照海《しょうかい》
S
左足の内くるぶしのすぐ下のツボ「照海」にS極を貼る
S極の磁気バン（磁石）の上にコードの銅線をテープで留める
手首にもコードの銅線部分を貼るか手で押さえる
左足と右手にコードをつけたまま1分
手で押さえていたら、手にも微弱電流が流れます
コードを付けた1分間に行ってほしいマッサージを100ページで紹介します

磁気バンなしで行うセルフケア「微弱電流マッサージ」

患部をケアする前には、頭頂部と足裏を指圧して刺激を入れます（92ページ）。このときに行う頭頂部の「百会」と足裏の「湧泉」への刺激ですが、時には刺激の入れ方を変えてください。1週間に1度ぐらいでもいいし、その日の気分で変えてもかまいません。**いつも指圧で行っていると体が刺激慣れしてしまい、反応が鈍くなってしまう**からです。

その方法ですが、指圧から、**爪楊枝を束ねたものや100円ショップで売っている「ツボ押し棒」**（足裏を刺激する）という木の棒に変えて、指圧と同様に6カ所（五角形）に刺激を入れます（100ページ）。

爪楊枝は6本を束ね、輪ゴムなどでくくり、楊枝の先の尖った部分で1カ所につき10回、トントンと叩きます。ツボ押し棒は1カ所につき10秒ずつ押します。

頭と足に刺激を入れたら患部をケアしましょう。

タテ・タテ・ヨコ・ヨコ・右回りに3回転「微弱電流マッサージ」

いつもと違う刺激を患部のケア（93ページ）で行う場合には、指圧の仕方を変えてみましょう。ただ押すだけでなく、**タテ・タテ・ヨコ・ヨコ・円を描いて右回りに3回転……**とマッサージするように動かしながら20秒間（3セット）行います。

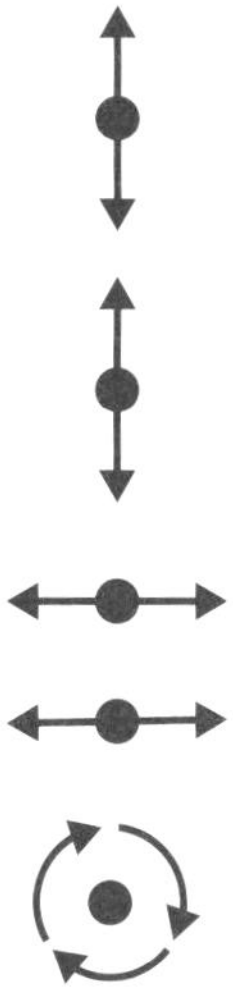

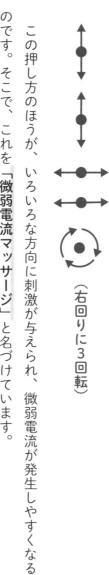

（右回りに3回転）

この押し方のほうが、いろいろな方向に刺激が与えられ、微弱電流が発生しやすくなるのです。そこで、これを**「微弱電流マッサージ」**と名づけています。

その後、磁気バンを貼れば血行が良くなり、不調が緩和されていきます。

磁気バンなしのセルフケアを行う

事前に用意するものとして磁気バンやイヤホンを紹介しましたが（88・89ページ）、**「微**

弱電流マッサージ」をすることにより、**磁気バンなしでも十分に効果**が見込めます。その方法は、次ページをご参照ください。
　また、磁気バンを貼りコードでつないでいる1分の間に（97ページ）、

右手首に20秒　↓左足くるぶしに20秒　↓
患部に20秒

　合計1分の「微弱電流マッサージ」を行えば、十二分な効果が期待できます。

　おまけに、磁気バンをお腹の6カ所に貼った**五臓ケア**（96ページ）**でも、磁気バンの上から「6カ所×20秒ずつ」の「微弱電流マッサージ」**を行えば、いつもより刺激が加わり、さらなる健康増進につながります。

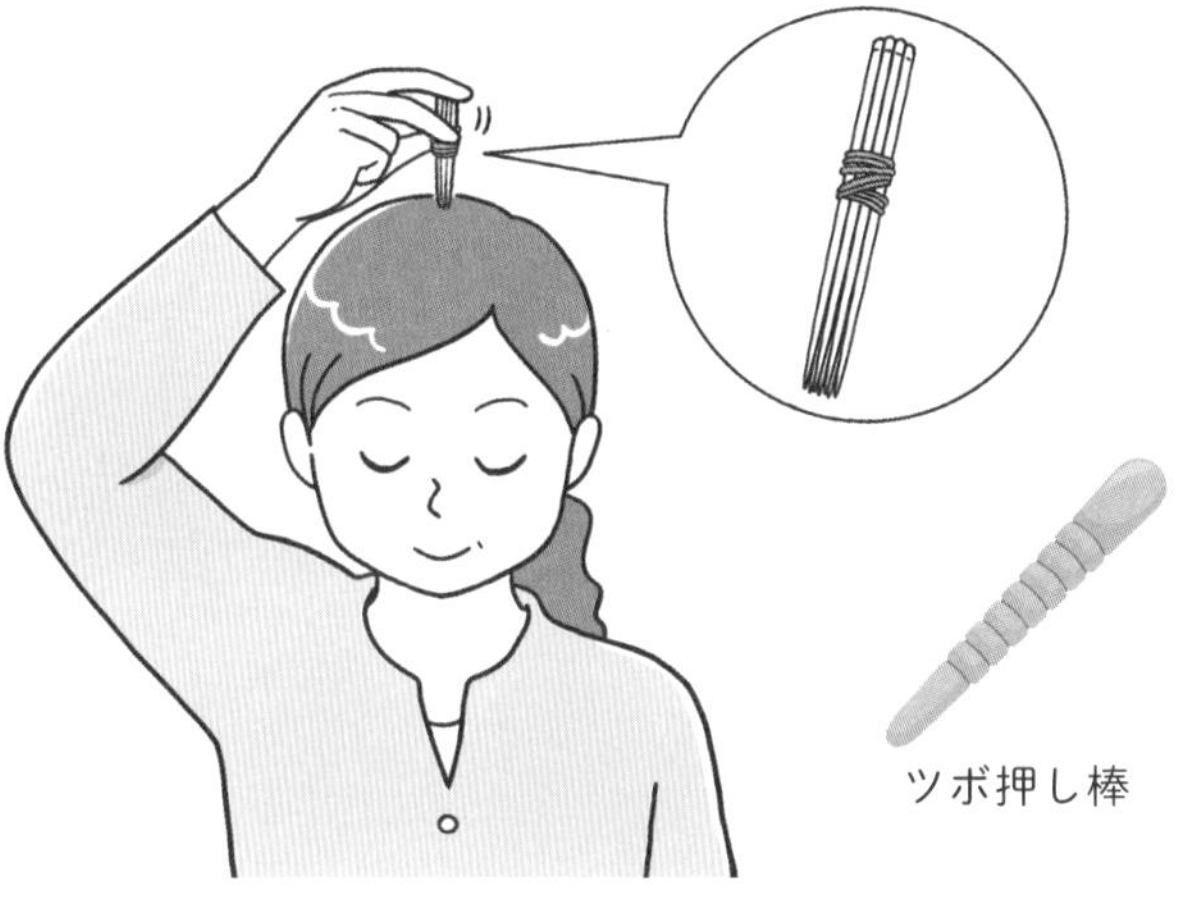

病名がわからない不調の「未病」

指圧の代わりに爪楊枝やツボ押し棒を使う

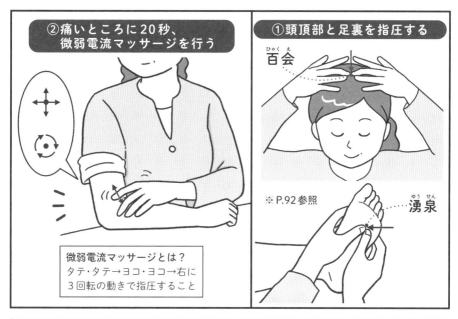

①頭頂部と足裏を指圧する

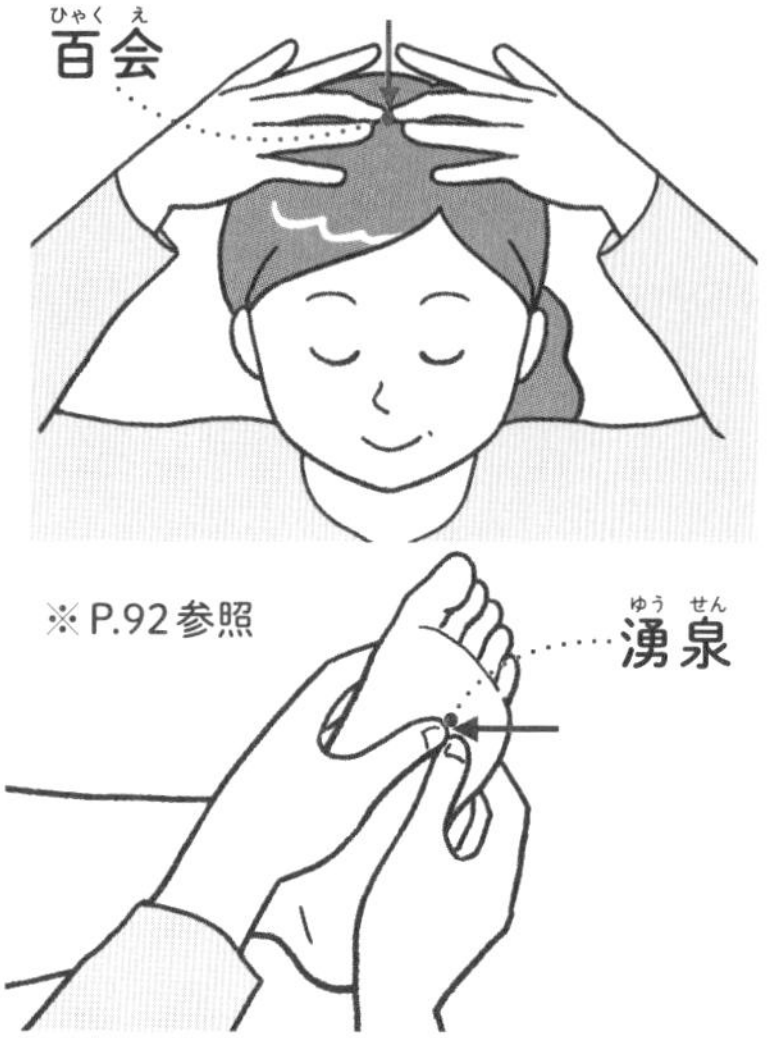

※P.92参照

②痛いところに20秒、微弱電流マッサージを行う

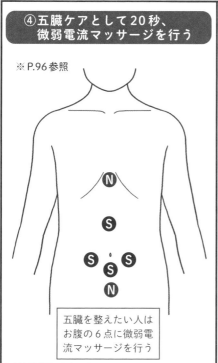

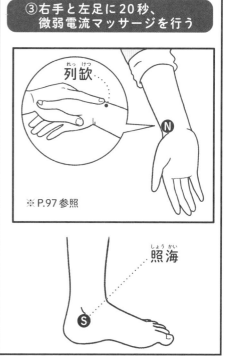

微弱電流マッサージとは？
タテ・タテ→ヨコ・ヨコ→右に
3回転の動きで指圧すること

③右手と左足に20秒、微弱電流マッサージを行う

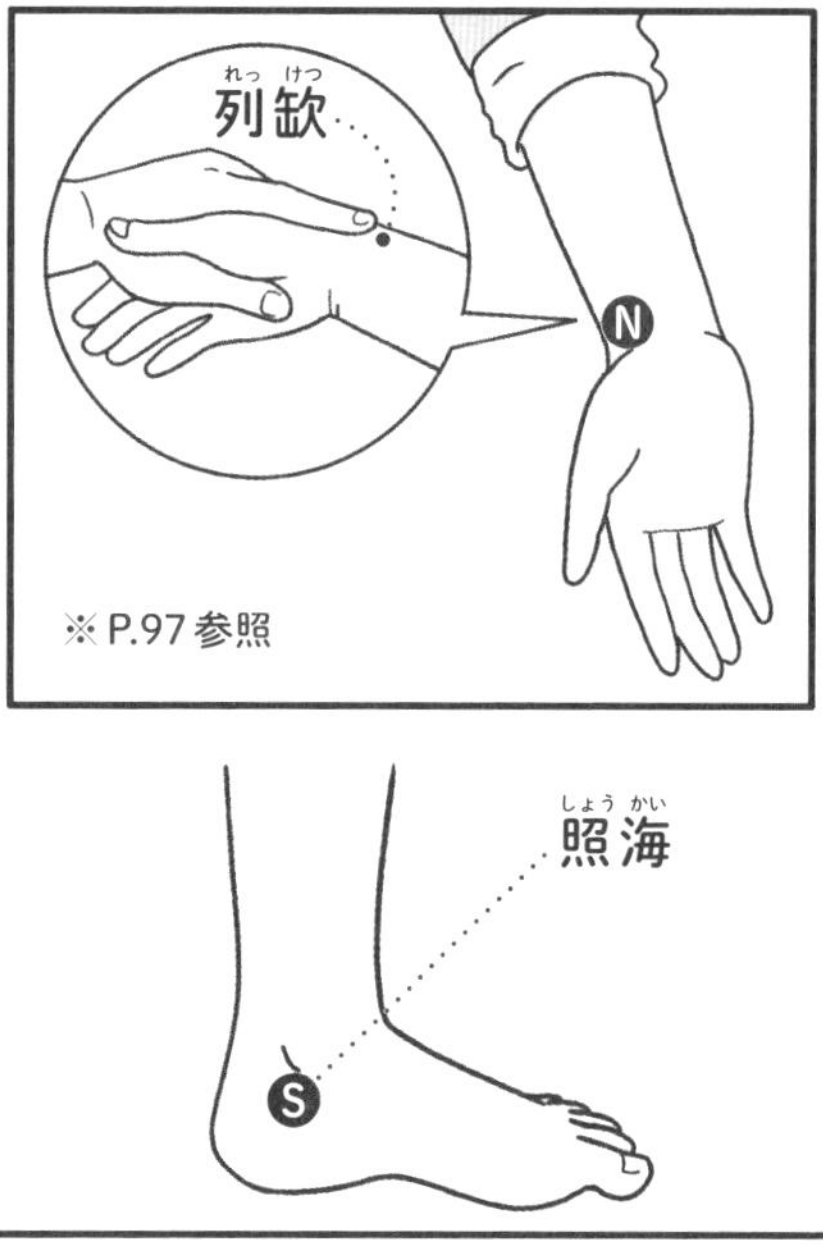

④五臓ケアとして20秒、微弱電流マッサージを行う

※P.96参照

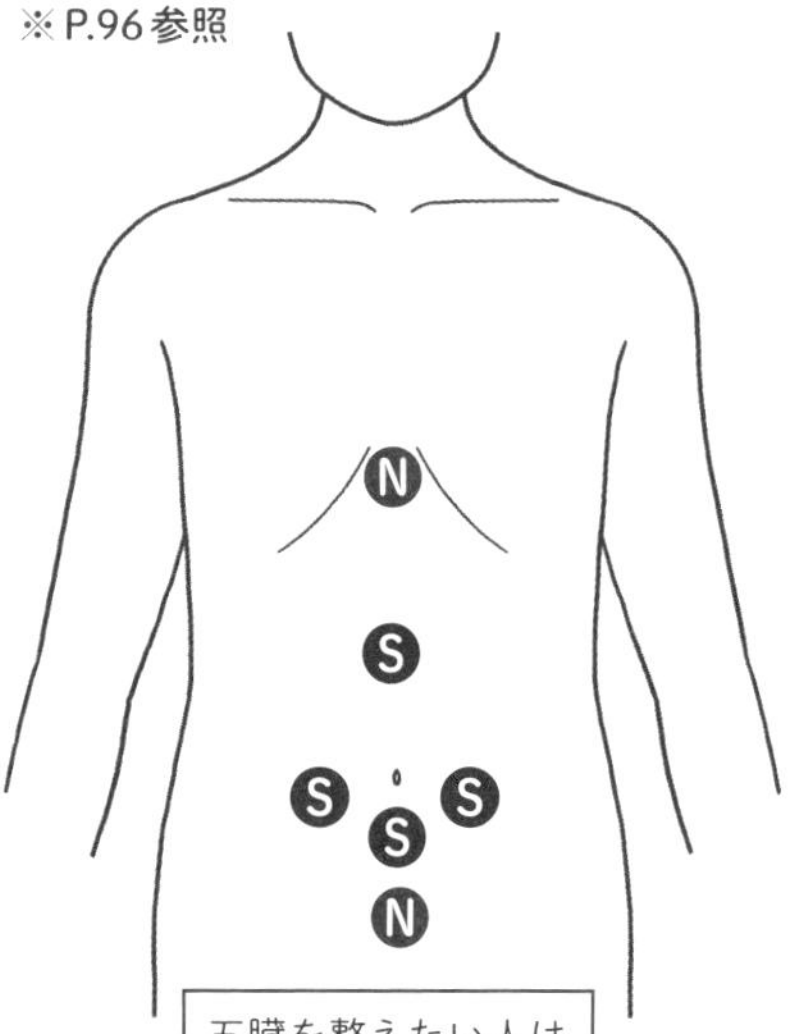

五臓を整えたい人は
お腹の6点に微弱電
流マッサージを行う

ケアは毎日、いつでも大丈夫！ でも〝ながらケア〟は避けて

では次に、ケアを行うときに注意してほしいことを、樽井さん一家の質問に答えながら説明しましょう。1日のうちでいつやったらいいのか？ どれくらいの頻度でやったらいいのか？ 時間は何分行えばいい？ セルフケアを行う際の素朴な疑問を解消します。

喜久雄　セルフケアですが、湯上がりや寝る前とか、朝起きたときとか、食前食後とか、もっとも効果が出る時間帯ってあるんですか？

雄彦　特にありません。**いつでも大丈夫**ですよ。

友美　毎日やってもいいんですか？ やりすぎで副作用とかないのかしら？

雄彦　副作用はありません。もちろん、**毎日でも大丈夫**です。また**1日おきとか週に1回とかでも効果はあります。**

華　スマホを見ながらでもいいですか？

雄彦　ダメとは言いませんが、効果は半減するかもしれませんね。テレビやスマホを見ているときは目で情報を処理しています。そのようなときは交感神経が働いているんです。リラックスした状態は副交感神経によってもたらされます。ところが、〝ながらケア〟だと副交感神経に切り替わらないんです。**理想的なのは、心地よい室温で静かな部屋で行う**ことです。

友美　それだと眠ってしまいそう。

雄彦　それでいいんです。磁気バンを貼ったまま寝てしまっても大丈夫ですよ。

喜久雄　時間は1分とか5分とかタイマーできちんと測ったほうがいいですか？

雄彦　それもあまり気にする必要はありません。10分でも、30分でも大丈夫です。難しいことを考えずに、**いつでも、どんな部屋でも、何分でも、時には「ながら」でもいい**のでやってみてください。1回、2回とケアするたびに不調が改善していくのを実感できると思います。人によっては五臓ケアをやってすぐに効果を感じ取る人もいますよ。

からだの「痛み」地図と患部に効く磁気バンの貼り方例

みなさんは体のどこに痛みを感じているのでしょう。肩、腰、膝……なかには体のあちらこちらという人もいるかもしれません。

ここからは、痛みを改善する「ツボ」に直接磁気バンを貼るケアを紹介していきます。貼り方はカンタン。図で示しているツボの上にN極を、周囲にS極を貼るだけです。とはいえ、**ツボを見つけるのが難しいというなら、押して痛い場所**に貼りましょう。

さて、〝押して痛い場所〟といいましたが、実は〝阿是穴《あぜけつ》〟というツボです。「阿是」は中国語で〝あっ、そこそこ〟という意味ですが、鍼や指圧をすると痛みや心地よさを感じる場所です。阿是穴は正式には経絡上にあるツボではなく、刺激に反応するツボで多くの鍼灸院で施術のひとつとして使うことがあります。ですから、セルフケアでも効果は期待できます。

106ページから図示する箇所（N極）には、**指圧や微弱電流マッサージ**（99ページ）も有効です。それなら痛いと感じたとき、その場でケアできるので活用してください。

からだの「痛み」地図

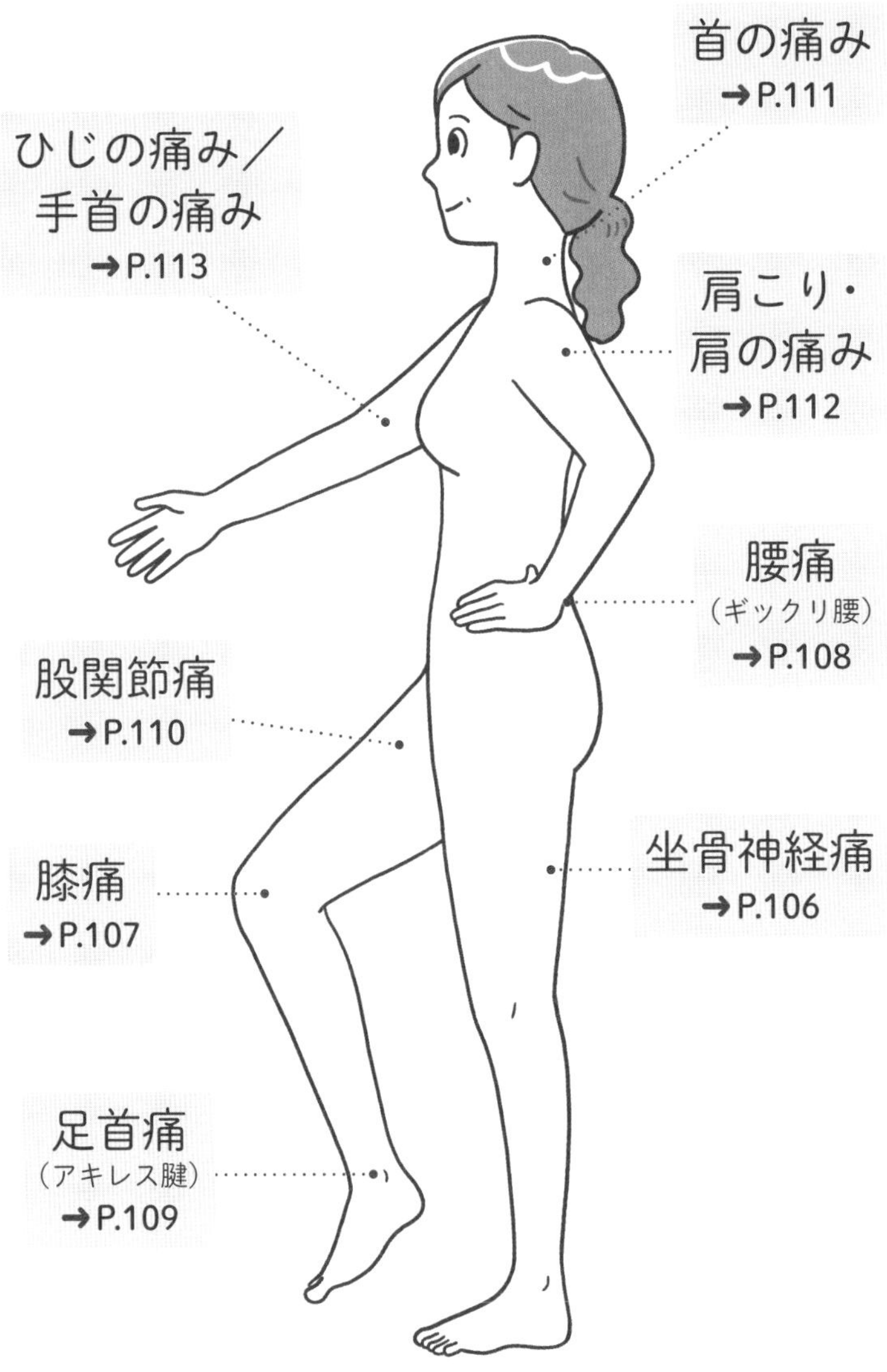
首の痛み
➜P.111
ひじの痛み／
手首の痛み
➜P.113
肩こり・
肩の痛み
➜P.112
腰痛
（ギックリ腰）
➜P.108
股関節痛
➜P.110
坐骨神経痛
➜P.106
膝痛
➜P.107
足首痛
（アキレス腱）
➜P.109

坐骨神経痛

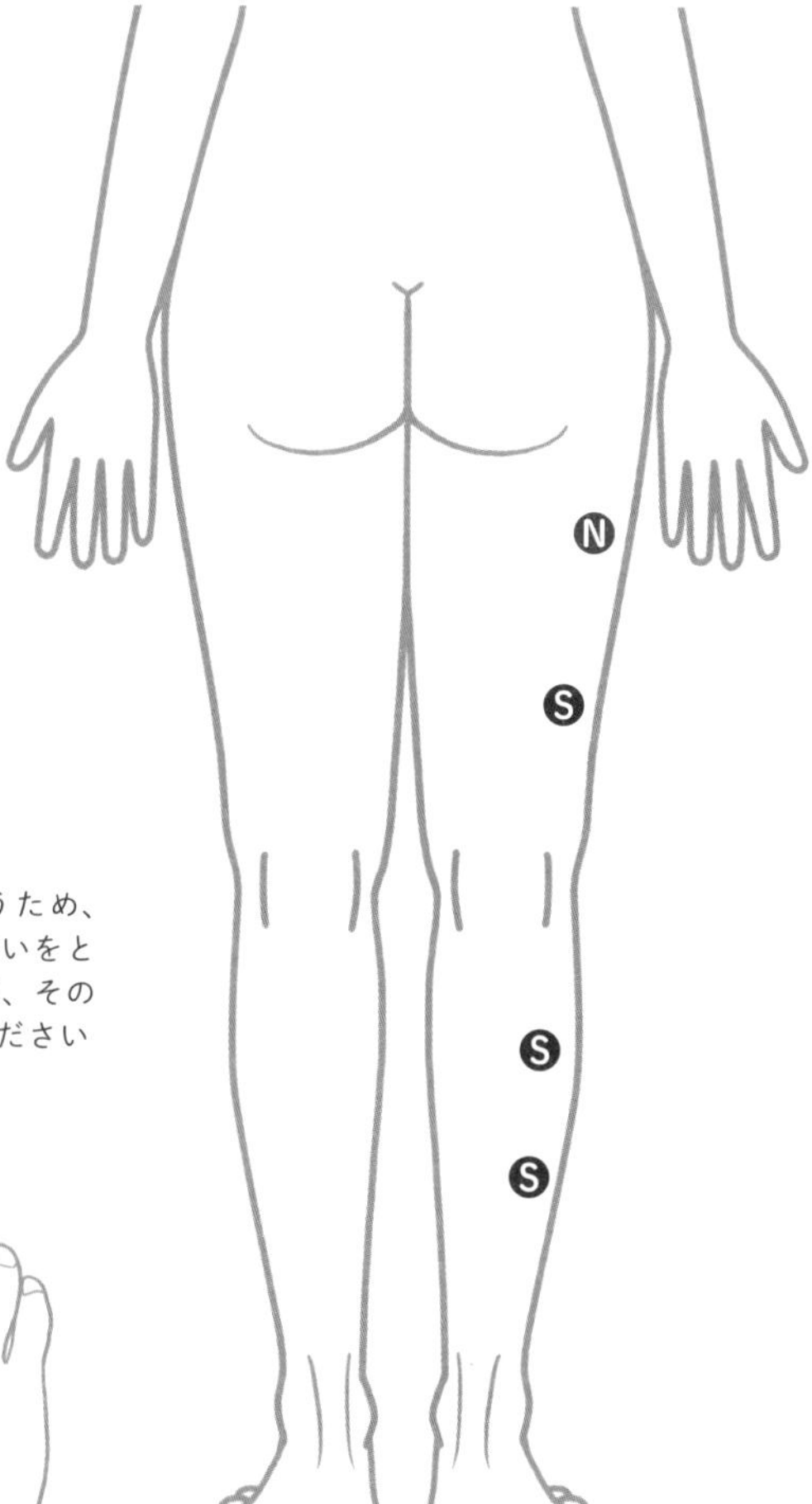

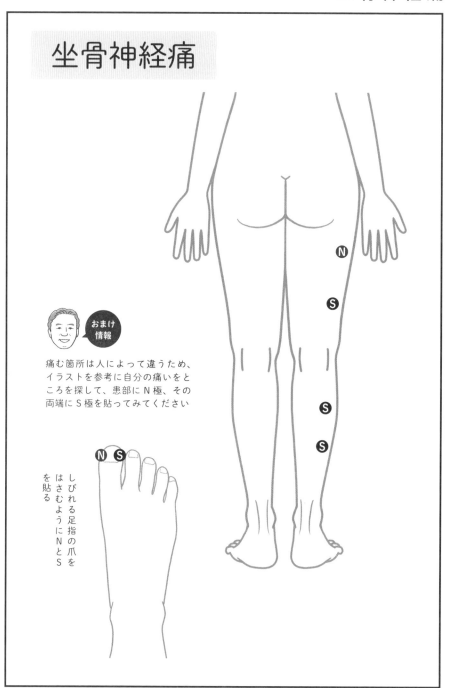

痛む箇所は人によって違うため、イラストを参考に自分の痛いところを探して、患部にＮ極、その両端にＳ極を貼ってみてください

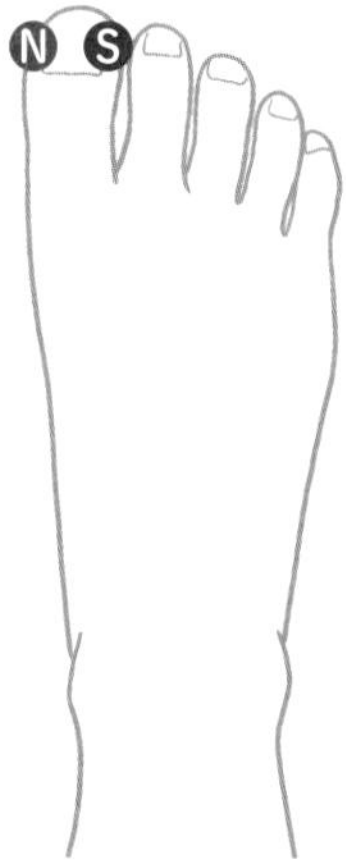

しびれる足指の爪をはさむようにNとSを貼る

膝痛

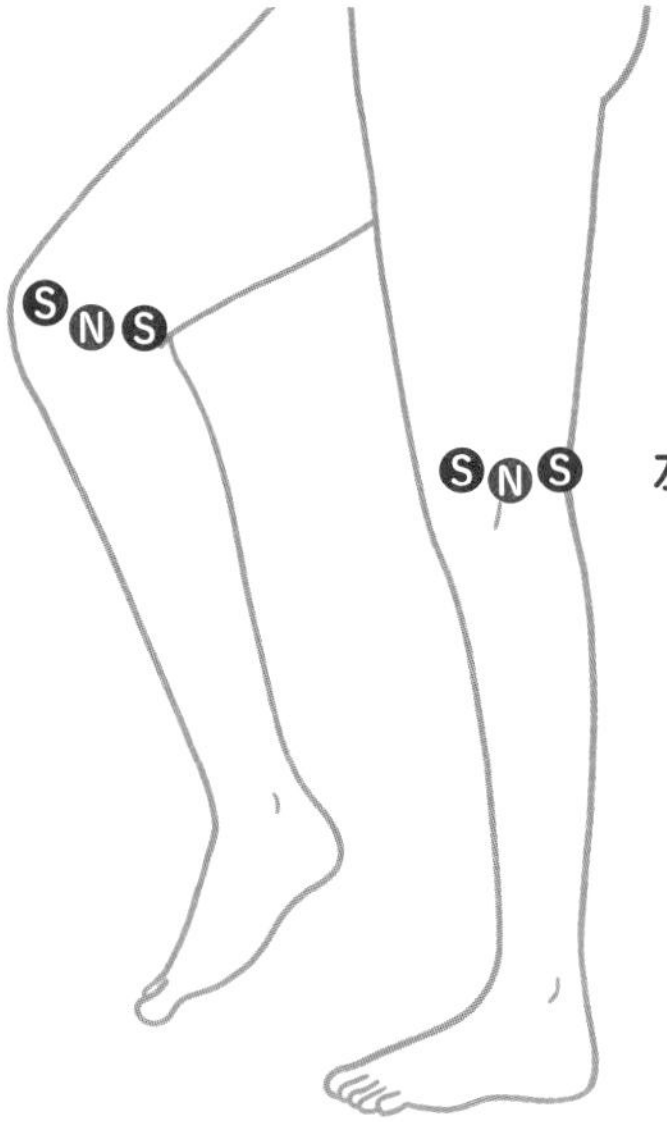

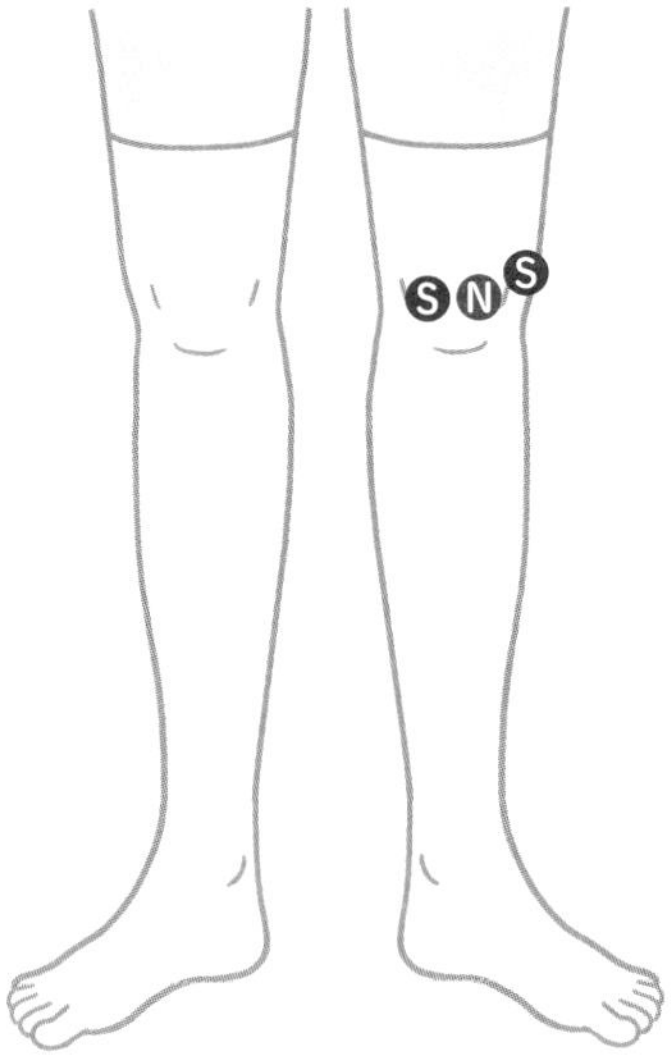

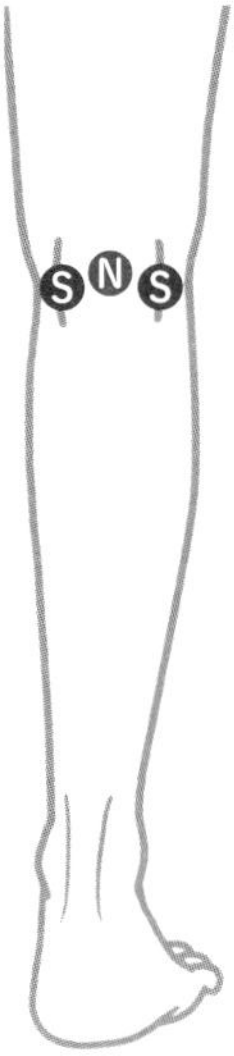

腰痛（ギックリ腰）

背骨の上
真ん中が痛い

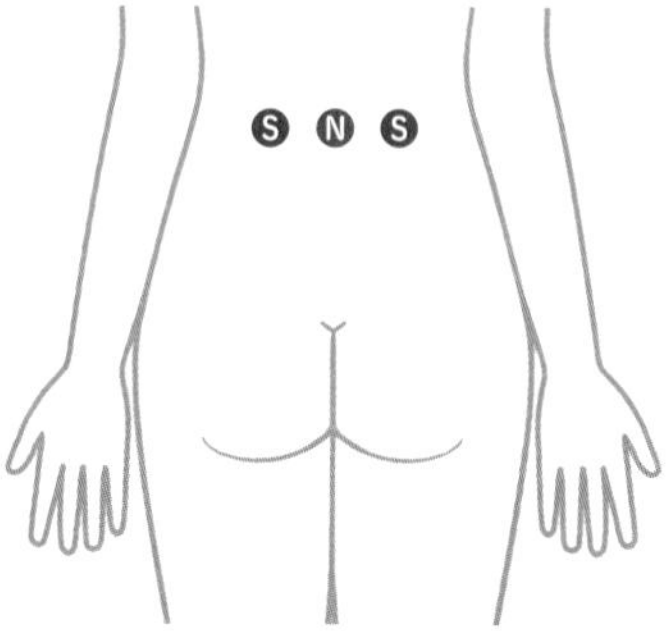

真ん中よりも
やや外が痛い

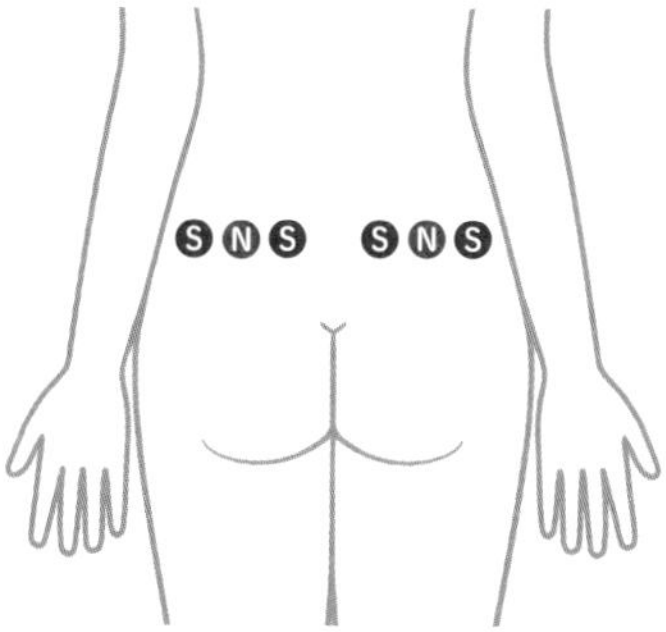

外側のほうが痛い

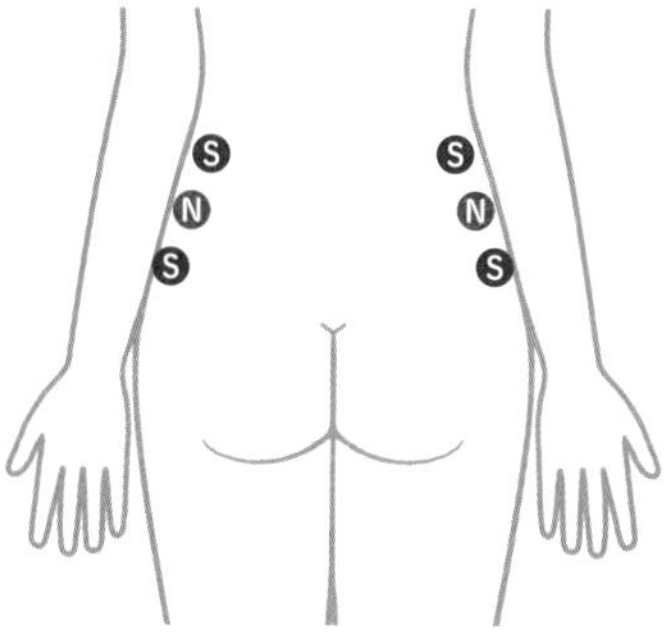

背中は腰と同じく、真ん中、やや外、さらに外と分けて、
腰と同じく痛いところへ貼る

足首痛（アキレス腱）

右足内

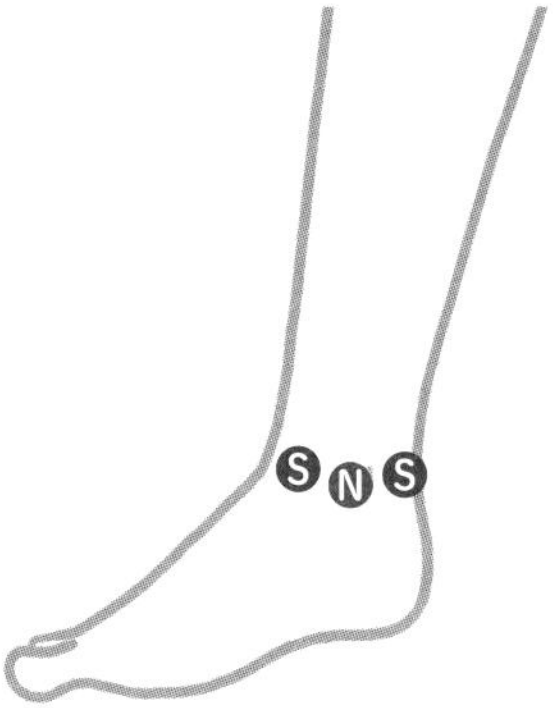

右足外

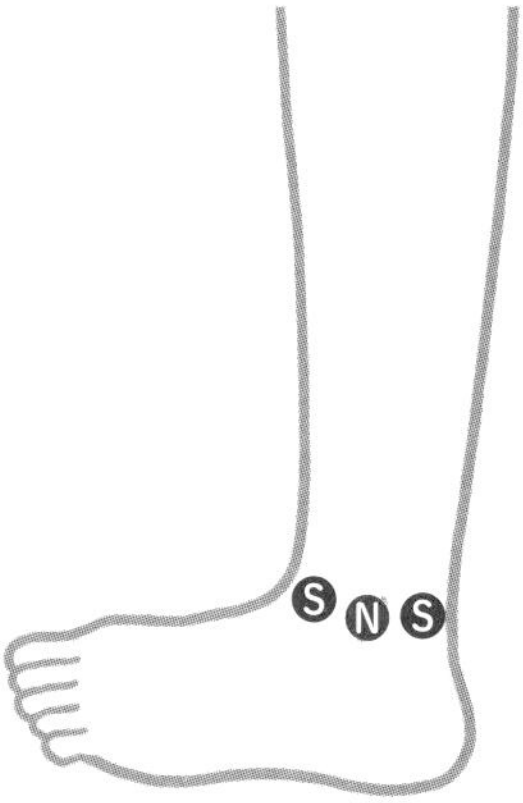

右アキレス腱

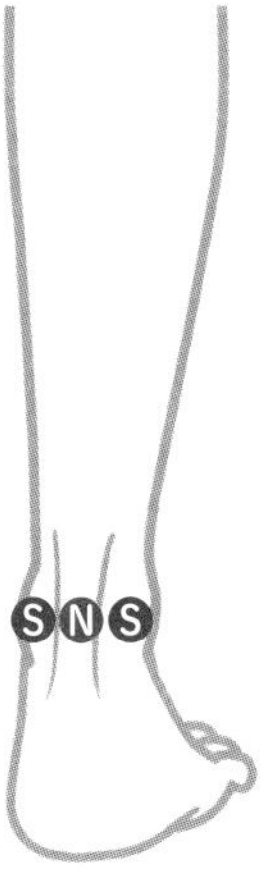

右足前

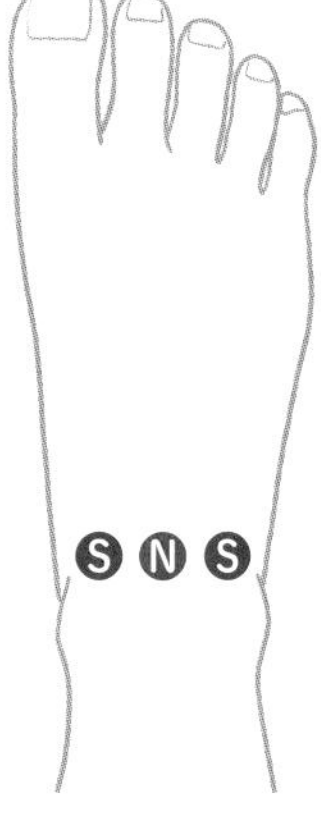

股関節痛

右外

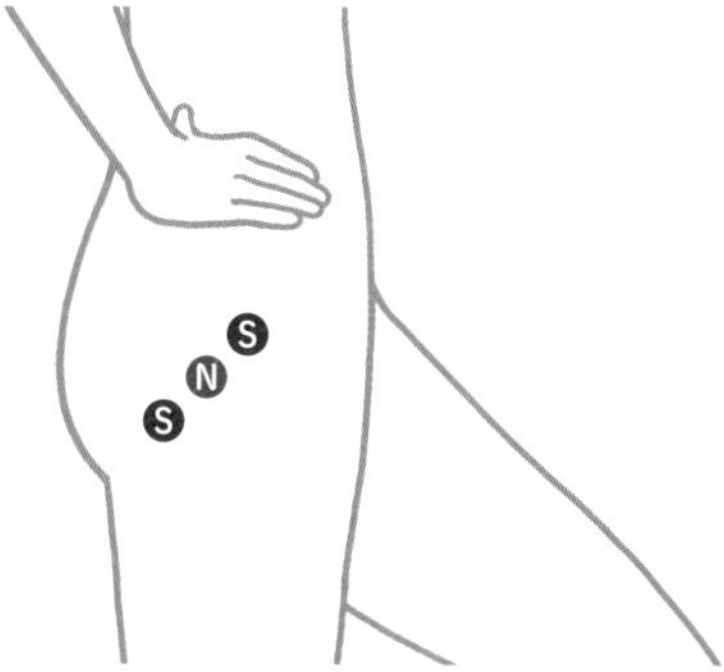

右前

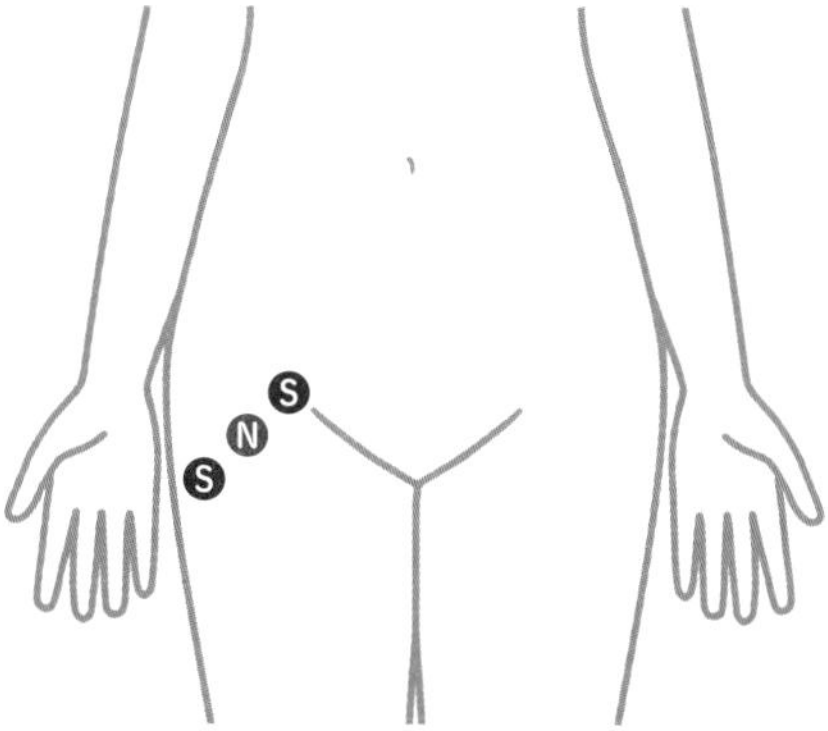

右うしろ

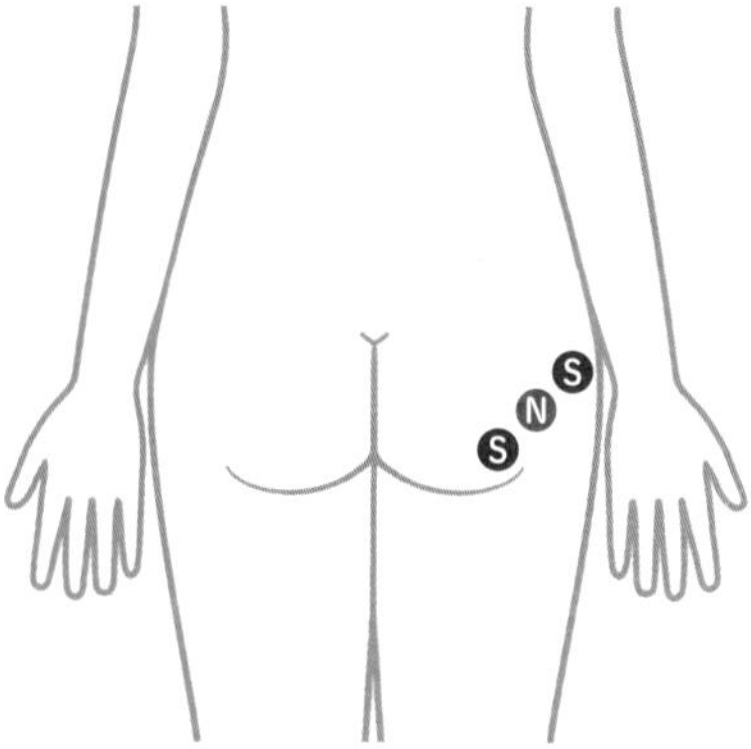

右内側

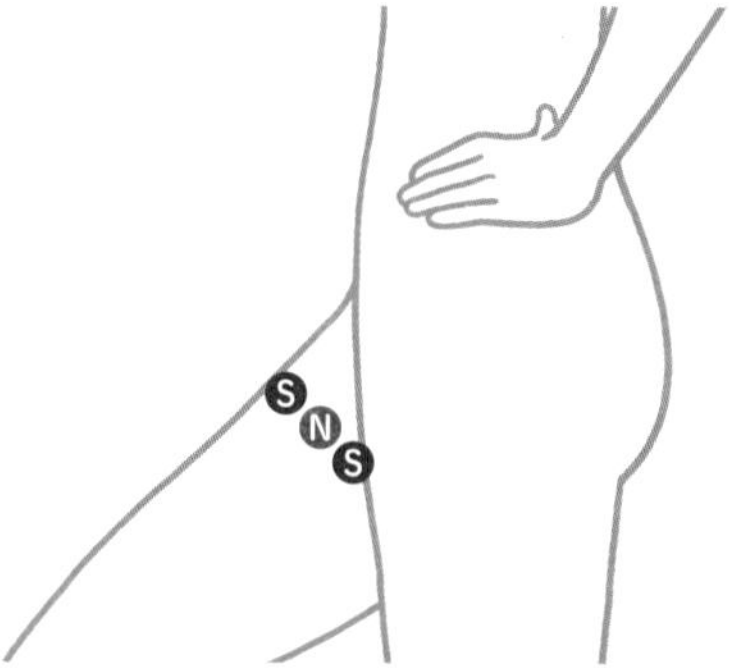

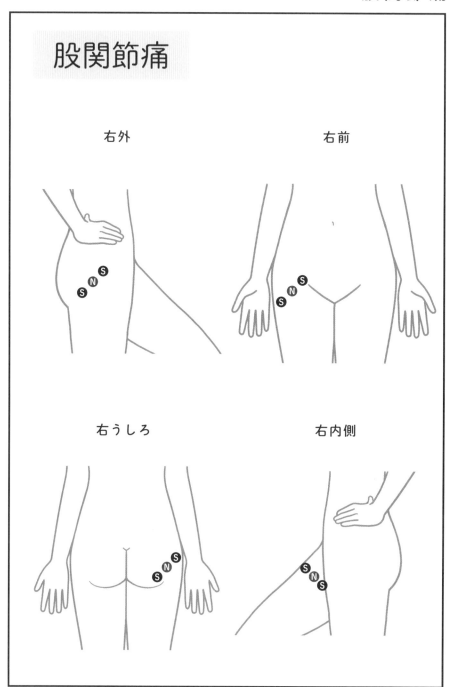

首の痛み

前

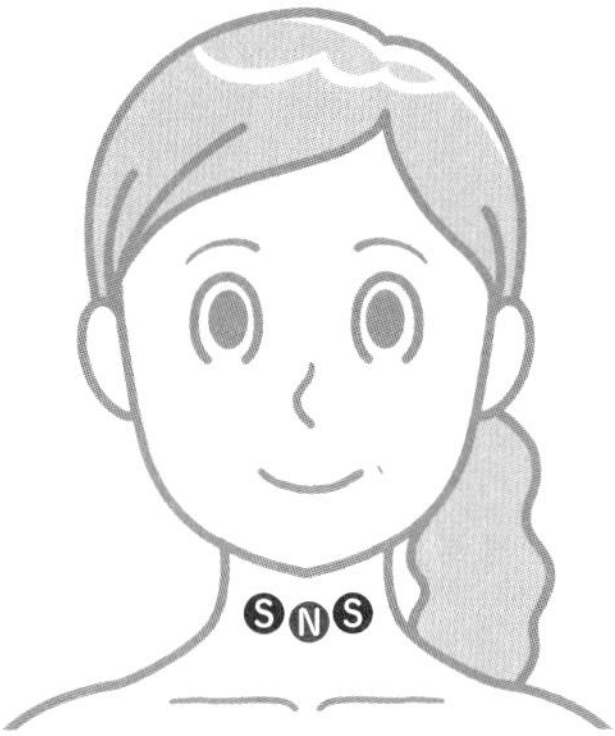

うしろ

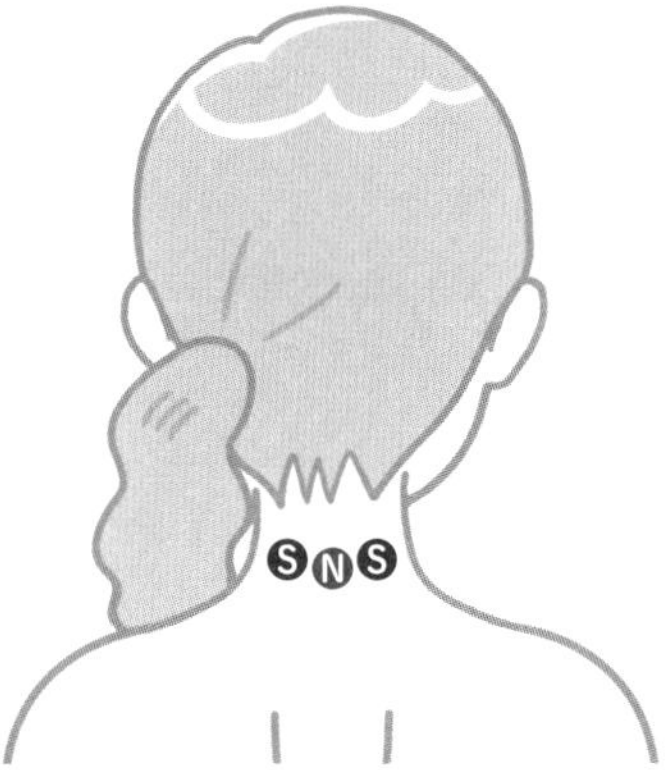

右横

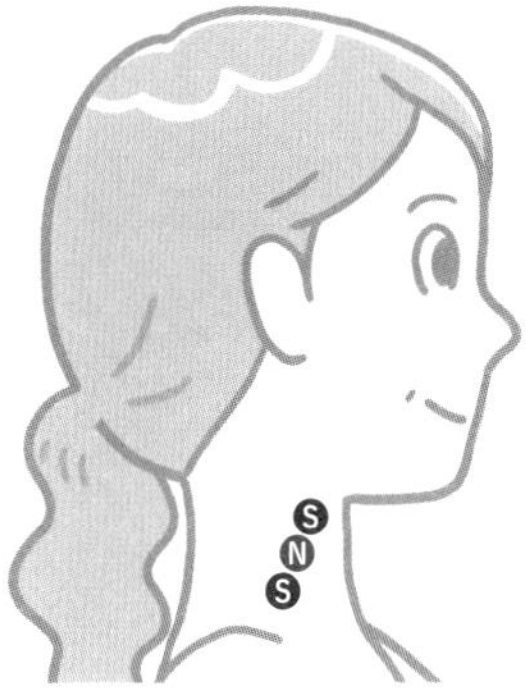

前より外

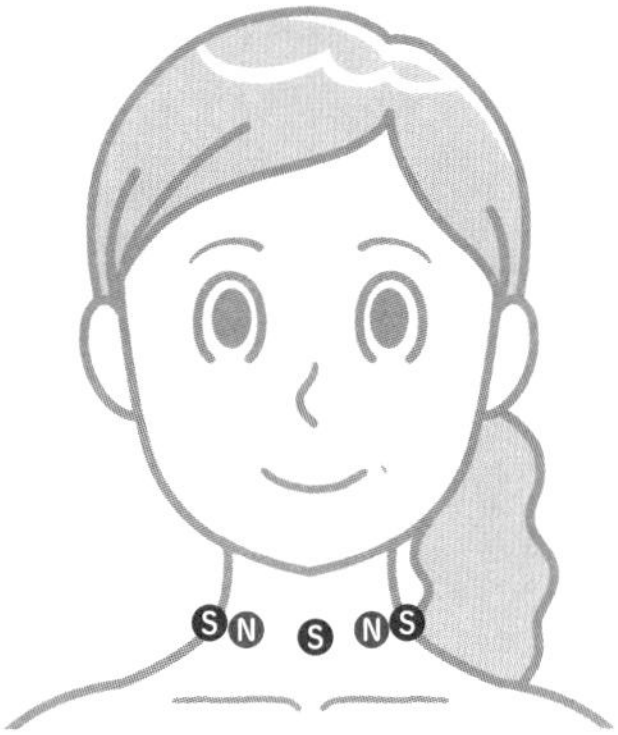

肩こり・肩の痛み

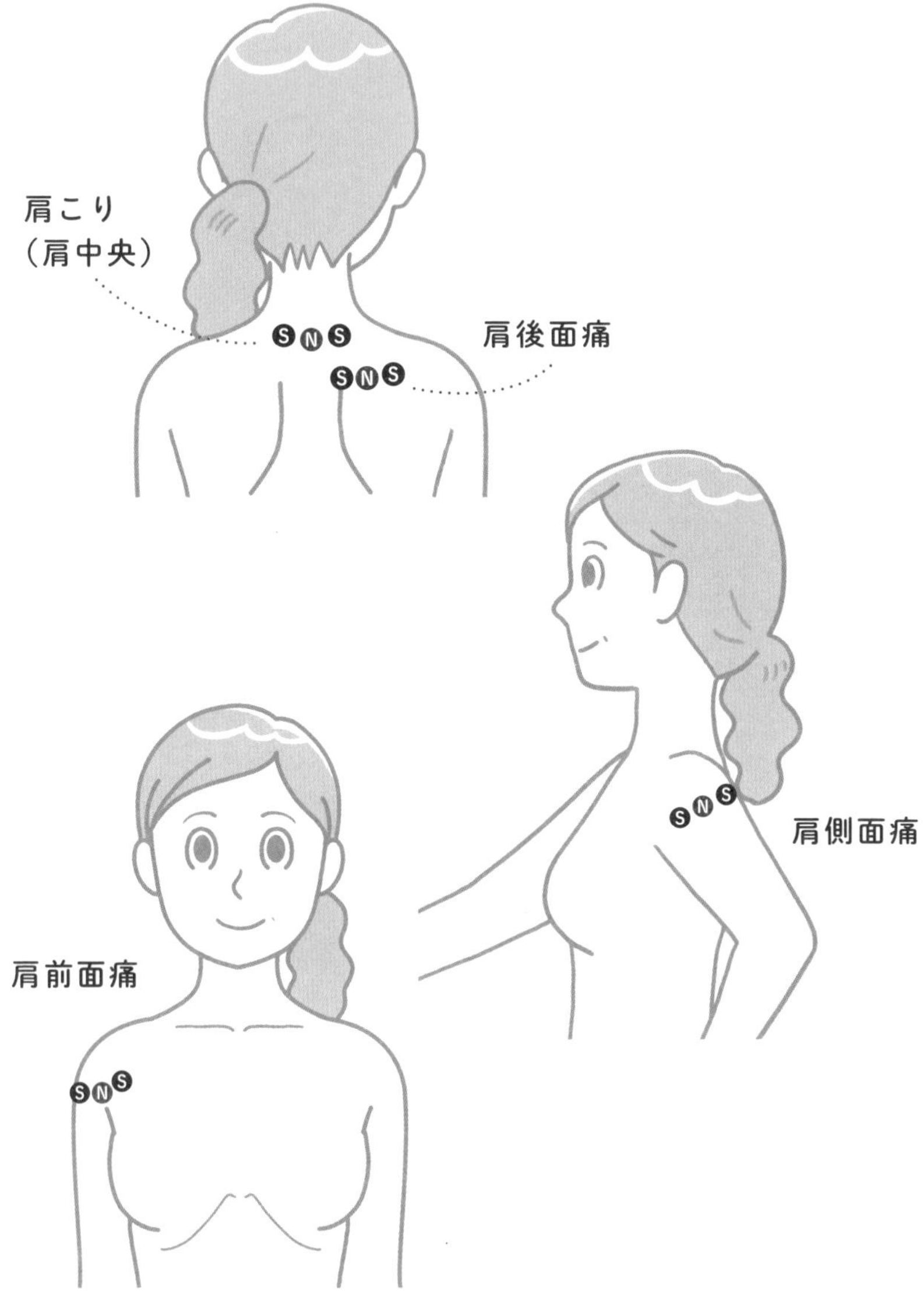

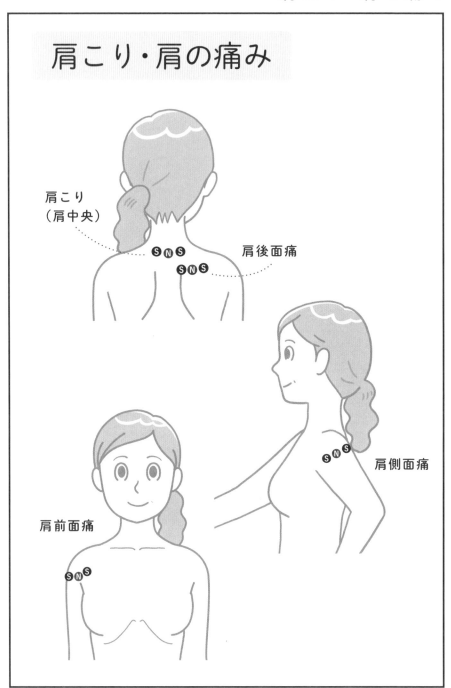

ひじの痛み

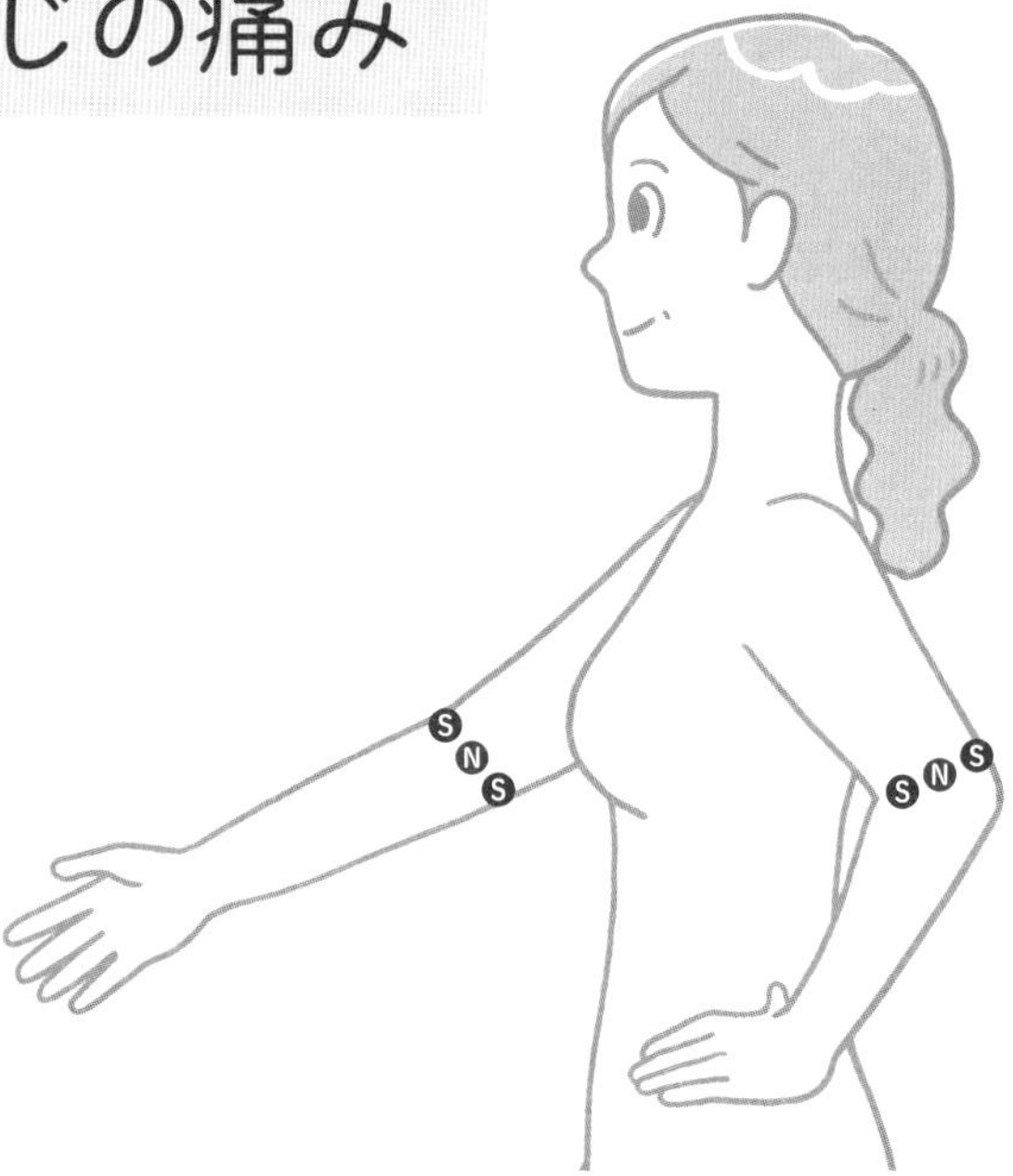

手首の痛み

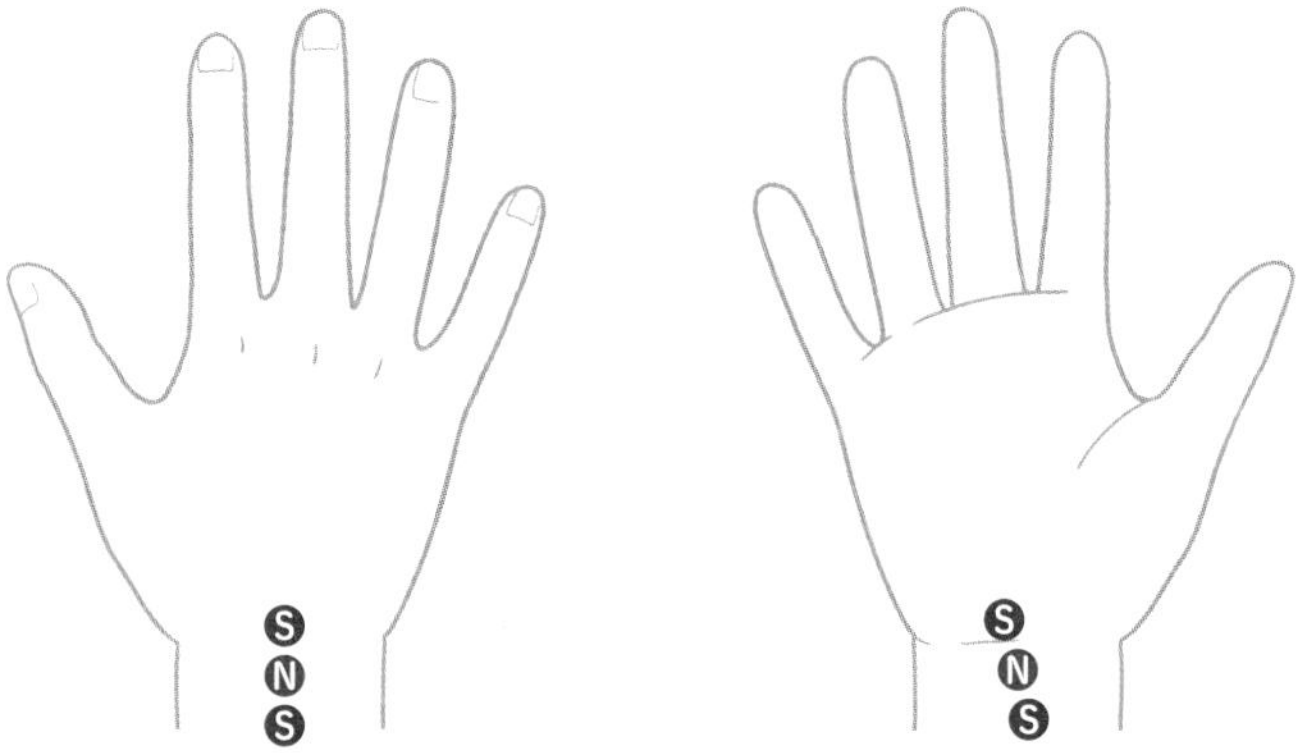

からだの「不調」地図とあらゆる不調を治すセルフケア

健康診断では血圧も、血糖値も、中性脂肪も心配するほどの検査数値ではなかったのに疲れが取れない、なんとなくだるい、体が重い、体が冷えるといった症状に悩んでいませんか？

耳が遠くなったとか、食べ物が飲み込みにくい、喉がつかえるなど加齢による体質の変化を感じている人もいるでしょう。

そんな体の不調を抱えての日常生活はとてもつらいと思います。快適な日常を送るためにも、これから紹介するケアをして、体の不調を改善しておきたいものです。ケアは磁気バンを貼るだけですから、ちょっとした時間に気軽に行えます。

患部のケア（93ページ）**と一緒に**行ってもいいでしょう。そして、**五臓のケア**（96ページ）**と同時に行えばさらに高い効果が期待**できます。

女性に多い冷え性から生理痛、頭痛や眼精疲労、最近、話題になっているコロナ後遺症の改善にも、対応しています。

からだの「不調」地図

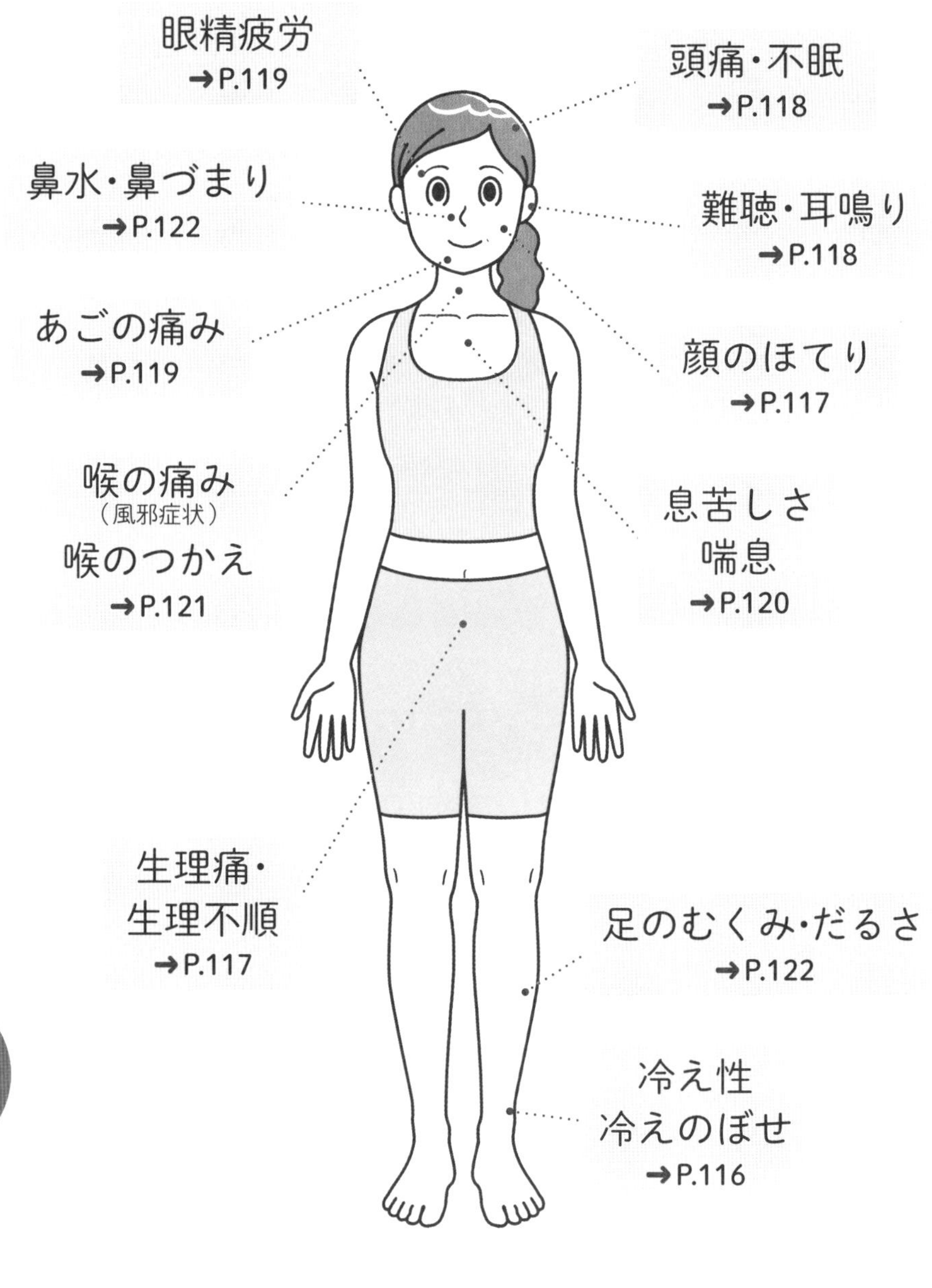
眼精疲労
→P.119
頭痛・不眠
→P.118
鼻水・鼻づまり
→P.122
難聴・耳鳴り
→P.118
あごの痛み
→P.119
顔のほてり
→P.117
喉の痛み
（風邪症状）
喉のつかえ
→P.121
息苦しさ
喘息
→P.120
生理痛・
生理不順
→P.117
足のむくみ・だるさ
→P.122
冷え性
冷えのぼせ
→P.116

冷え性・冷えのぼせ

冷え性や手足が冷たくて
顔がほてる
冷えのぼせを解消

【三陰交】くるぶしから指4本上のスネの横。血の流れを調整して冷え性を改善

【血海】膝の内側、お皿から3～4㎝上にある。冷えのぼせに効果あり

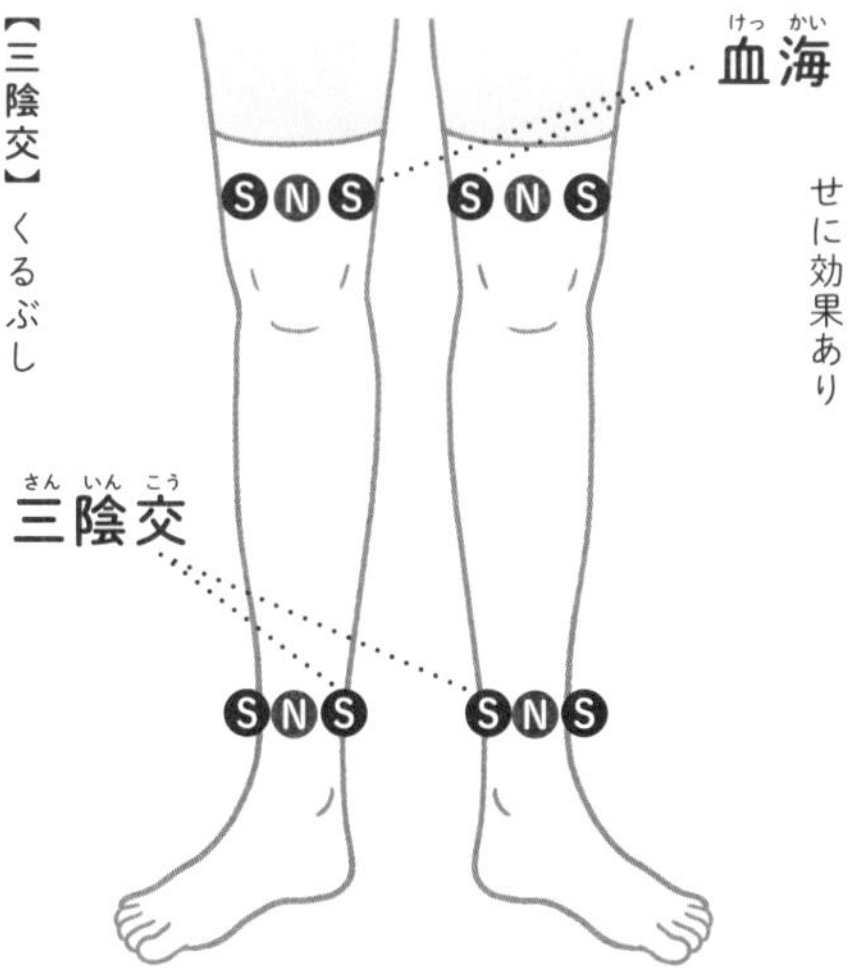

おまけ情報

MTCオイル（中鎖脂肪酸を主成分とする油）2㏄をコーヒーやみそ汁などに溶かして毎日飲むと体を温めてくれます。貼るカイロをおへその上か、少し下に貼るといいでしょう

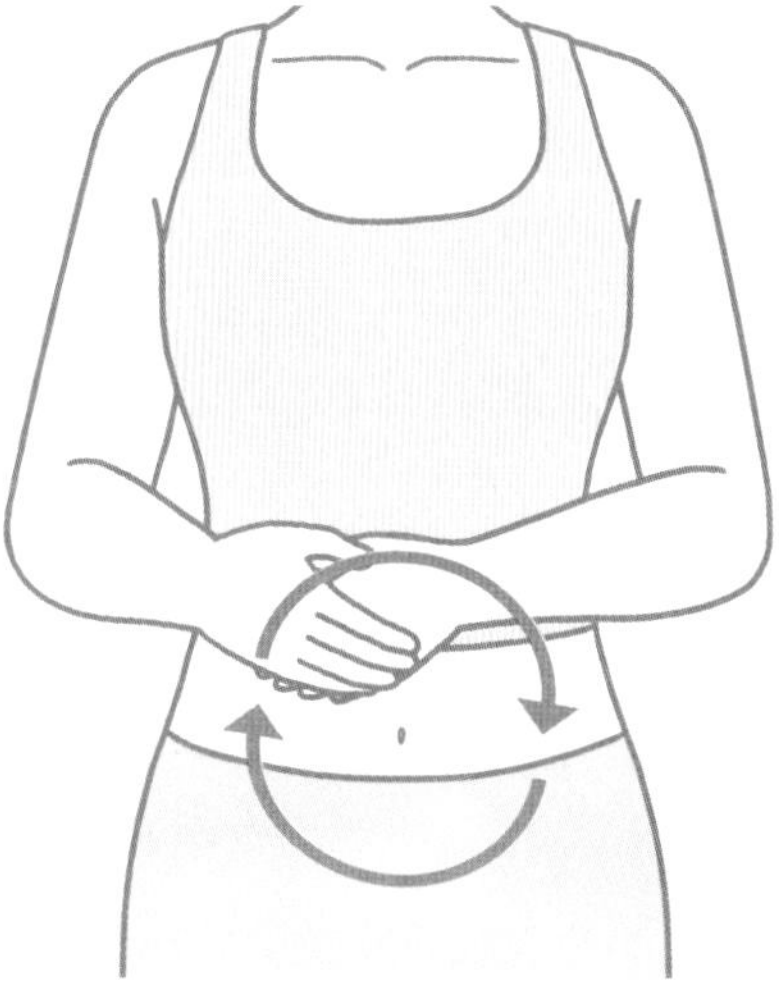

おまけ情報

冷え性には下着の上からでいいので両手を重ねてお腹の上において時計回りにぐるぐると1分間回します。少し休んでまた回します。これを3セット行います

生理痛・生理不順

冷え性・冷えのぼせと同じ位置に
S極だけでケア

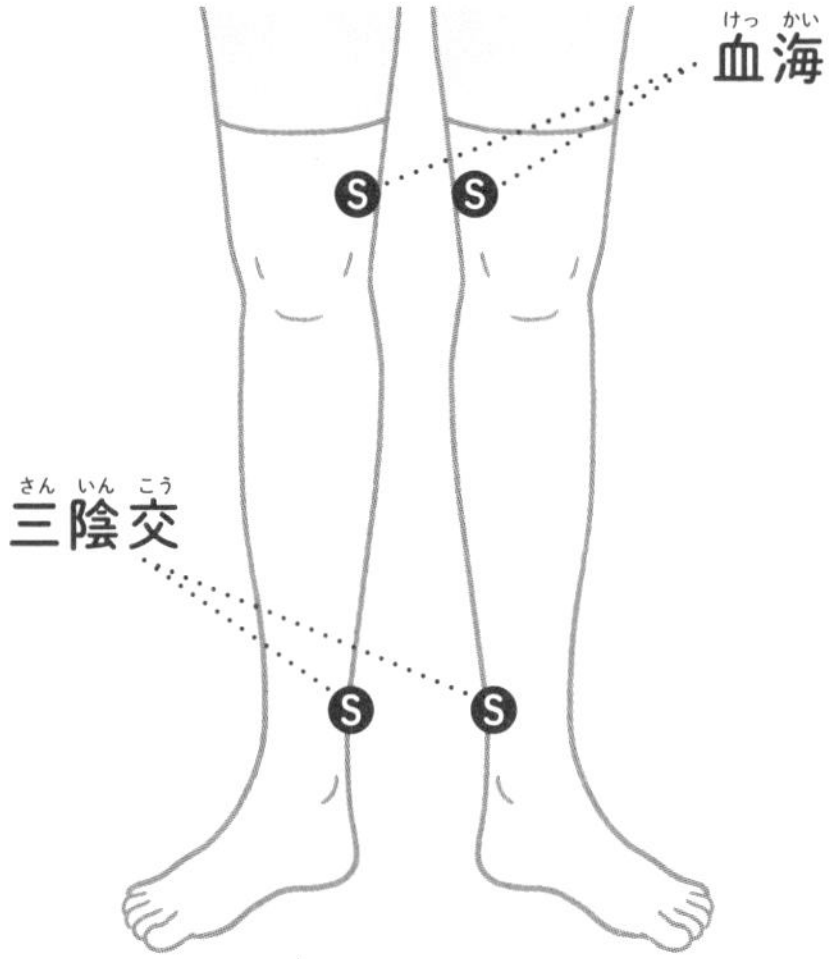

【血海】膝内側のお皿から3～4cm斜め上にS極を貼る

【三陰交】くるぶしから3～4cm上にS極を貼る

顔のほてり

自律神経や血流を整え、
ホットフラッシュを改善

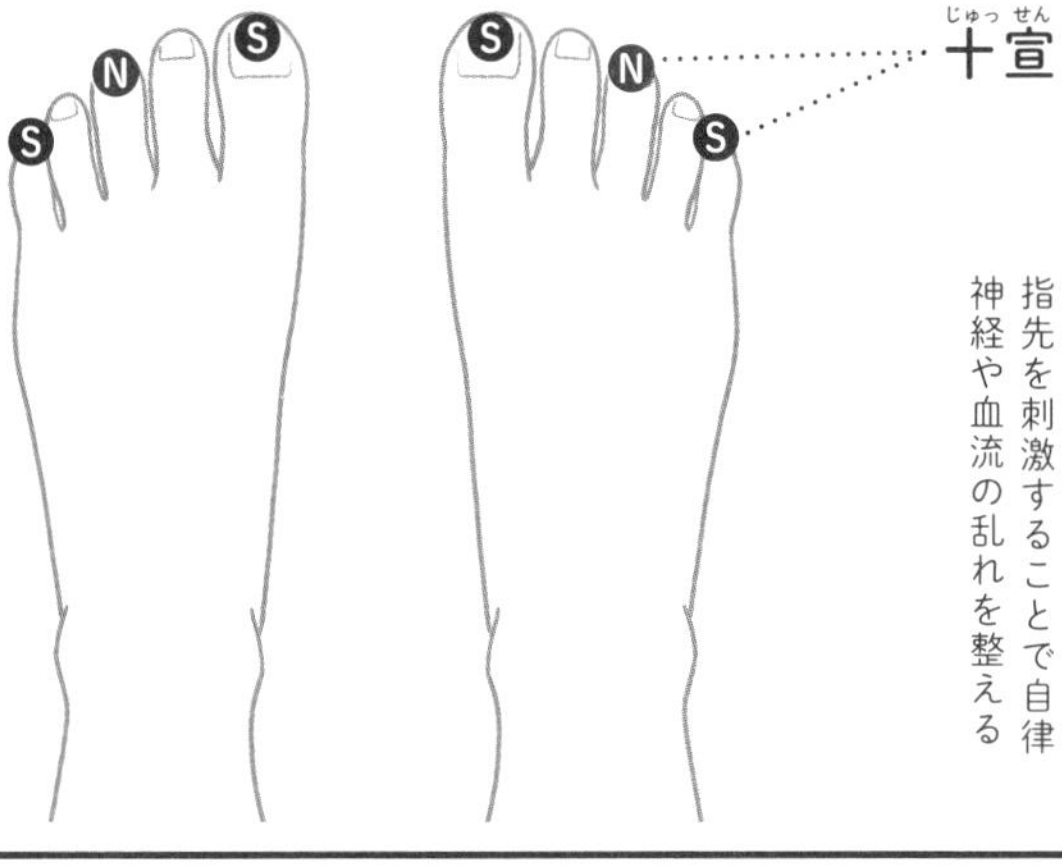

【十宣】足の先端に貼り、指先を刺激することで自律神経や血流の乱れを整える

頭痛・不眠

頭痛のほかにも不眠やふらつき、めまいにも効果あり

【風池】後頭部の髪の生え際。首や肩のこりの解消にも有効

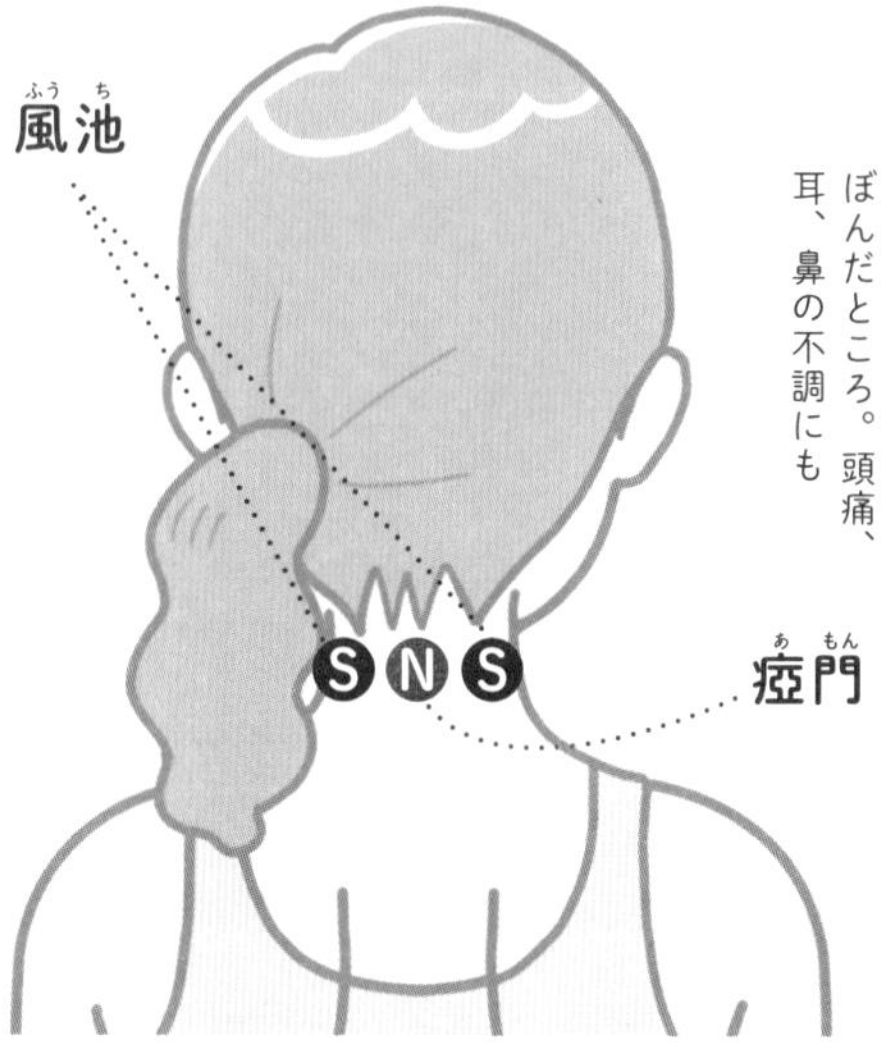

【瘂門】後頭部の首の付け根の真ん中、くぼんだところ。頭痛、耳、鼻の不調にも

ズキズキ痛む頭痛、皮膚がピリピリする頭痛にも有効です。爪楊枝を束ね、その先端で頭痛を感じる場所を叩いて刺激を入れても効きます

難聴・耳鳴り

聞こえにくい、耳が遠くなったと感じたら

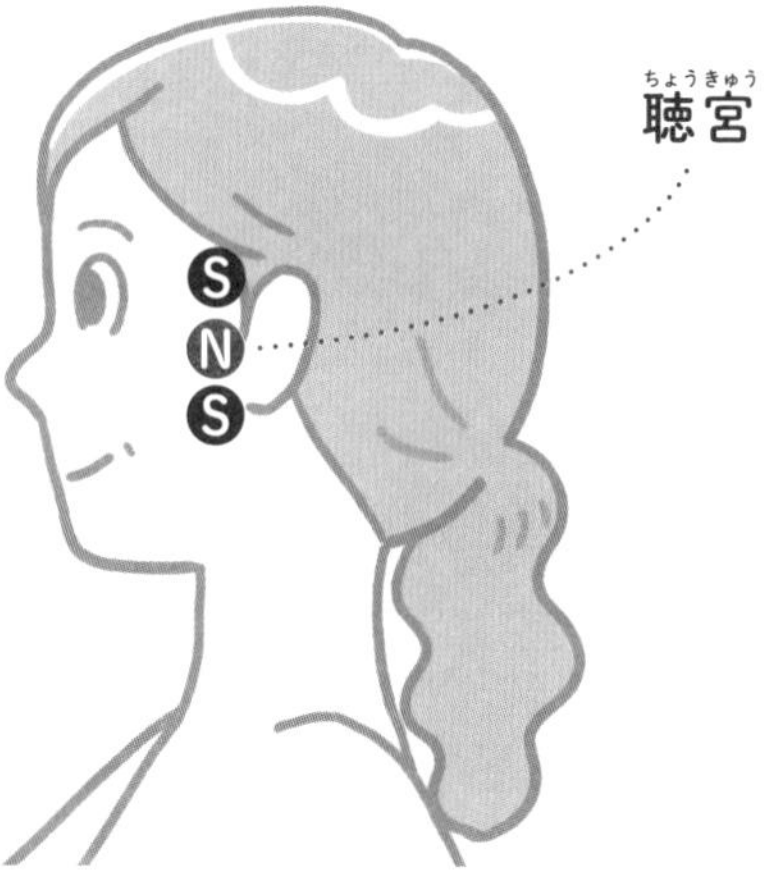

【聴宮】耳のつけ根。口を開けるとくぼむところ。耳全般の不調を軽減

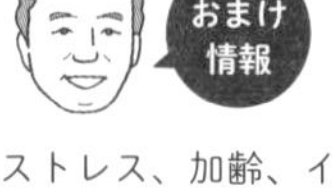

ストレス、加齢、イヤホンの長時間使用による耳の不調にも効果が期待できます

眼精疲労

目を使い過ぎて疲れたときや
目のかすれにも

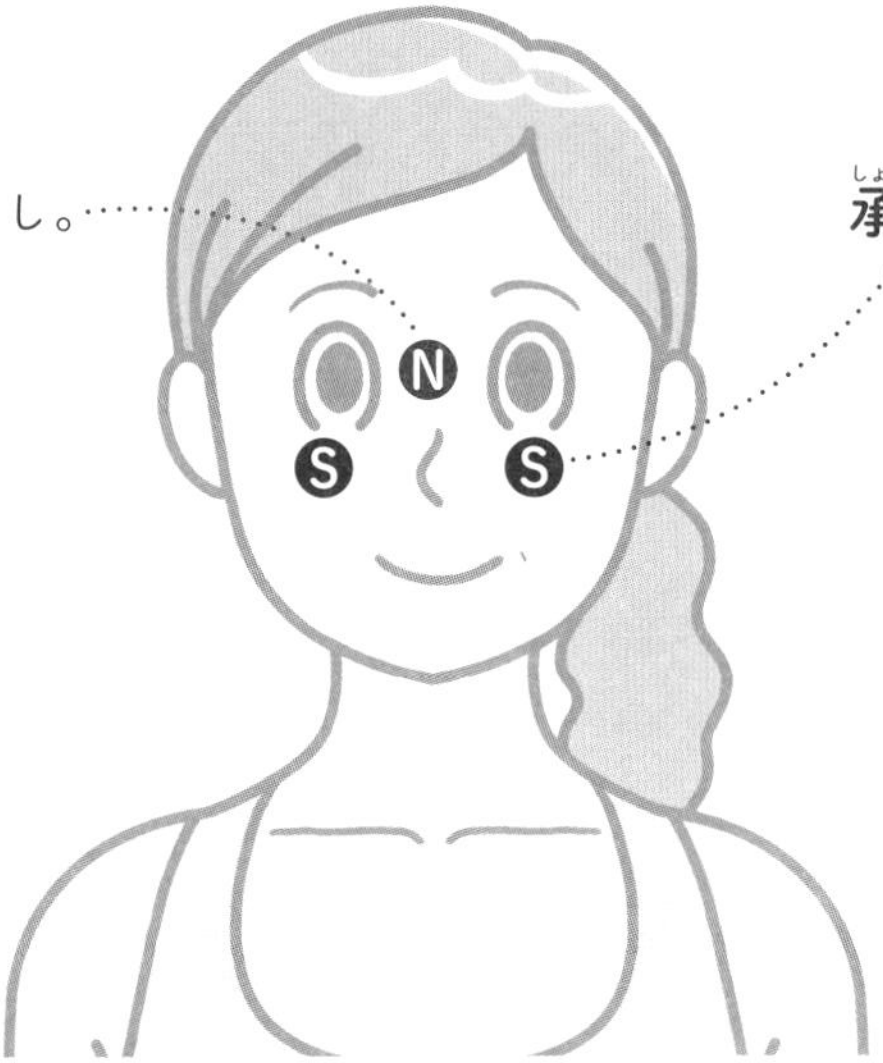
ツボの名称なし。
目と目の間
承泣《しょうきゅう》
N
S
S

【承泣】瞳孔の下、目の下にある骨のきわ。承泣は涙を受け止めるという意味

あごの痛み

あごの痛み、口を開けづらい、
あごの不調に

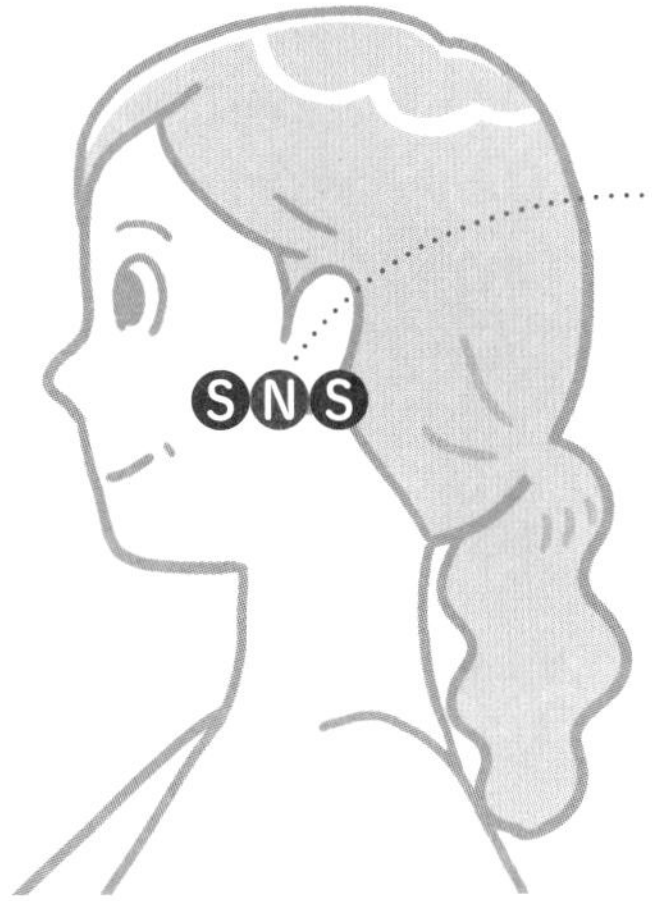
ツボの名称なし。
よく動くところ、
痛みを感じるところ
SNS

おまけ
情報

デスクワークやPC作業をしているとき、無意識のうちに歯を食いしばり、痛みが出ることがあります。こめかみの指圧・マッサージも有効です。五臓ケアなしでも可

息苦しさ

「呼吸を楽にしたい」ときに

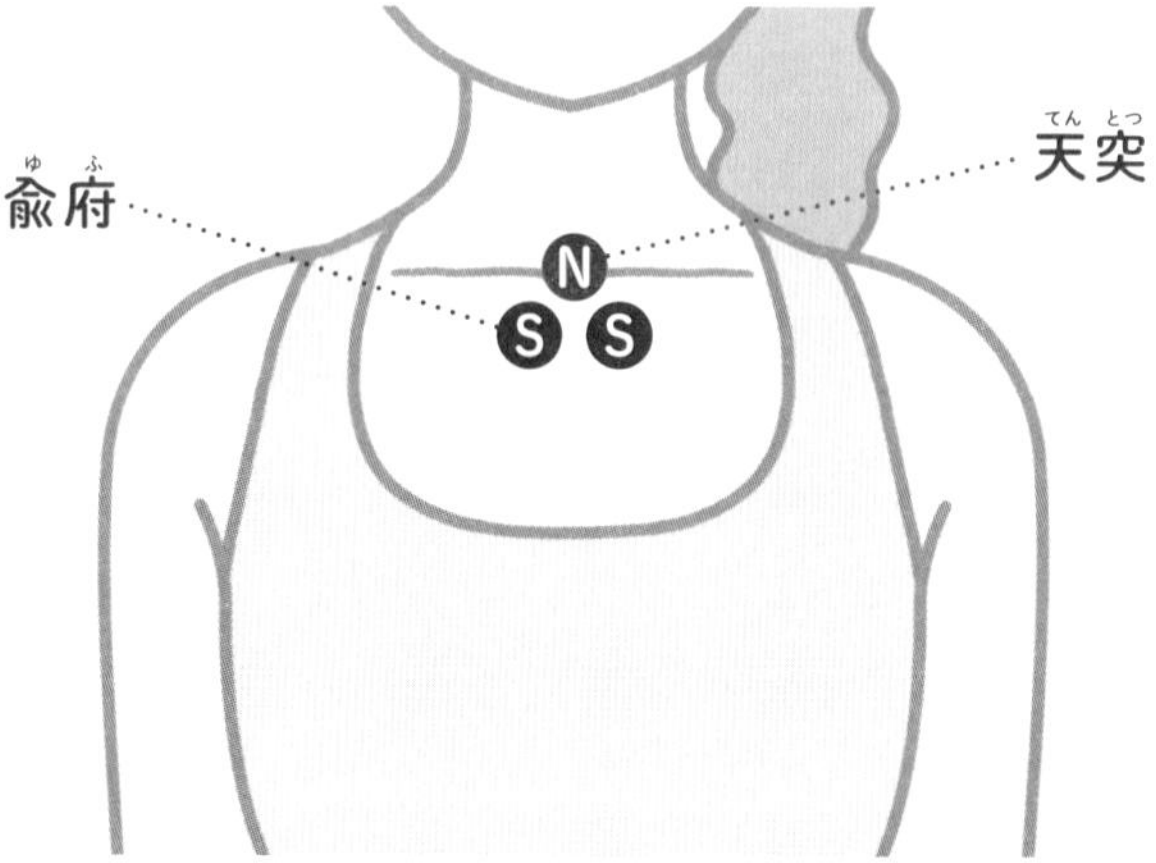

兪府《ゆふ》
天突《てんとつ》
N
S
S

【天突】鎖骨と鎖骨の間のくぼみにある。気管と喉の病気の治療に使われる

【兪府】鎖骨と胸骨の角にあるくぼみにある。免疫力アップに効果

喘息

上の「息苦しさ」の貼り方にプラスして行って

【風門】首を曲げたとき出っ張った箇所から指3本分下がってそこから指2本分左右にある。風邪はここから入ってくるとされる

【肺兪】肩甲骨と背骨の中間にあり、肩甲骨の真ん中の高さ。「肺」に気を送るところ

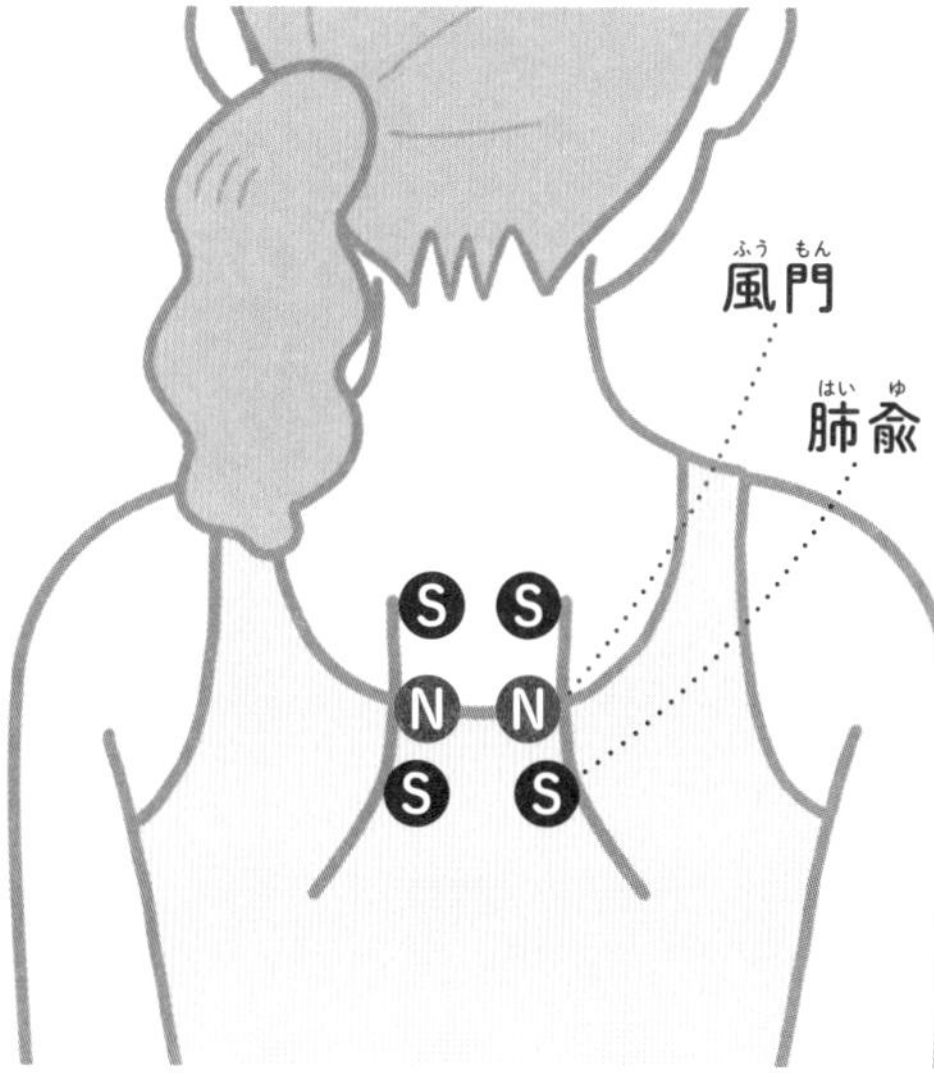

風門《ふうもん》
肺兪《はいゆ》
S
S
N
N
S
S

おまけ情報

皮膚への刺激が効果的なので、爪楊枝を束ねて(6本を輪ゴムでくくる)、先端部分で、背中を3分ほど刺激するのもよい。ただし、あまり強く行わず、ほんのり赤くなる程度に。親が喘息のお子さんにやってあげてもよいでしょう

喉の痛み（風邪症状）

「咽頭炎」を
発症したときに

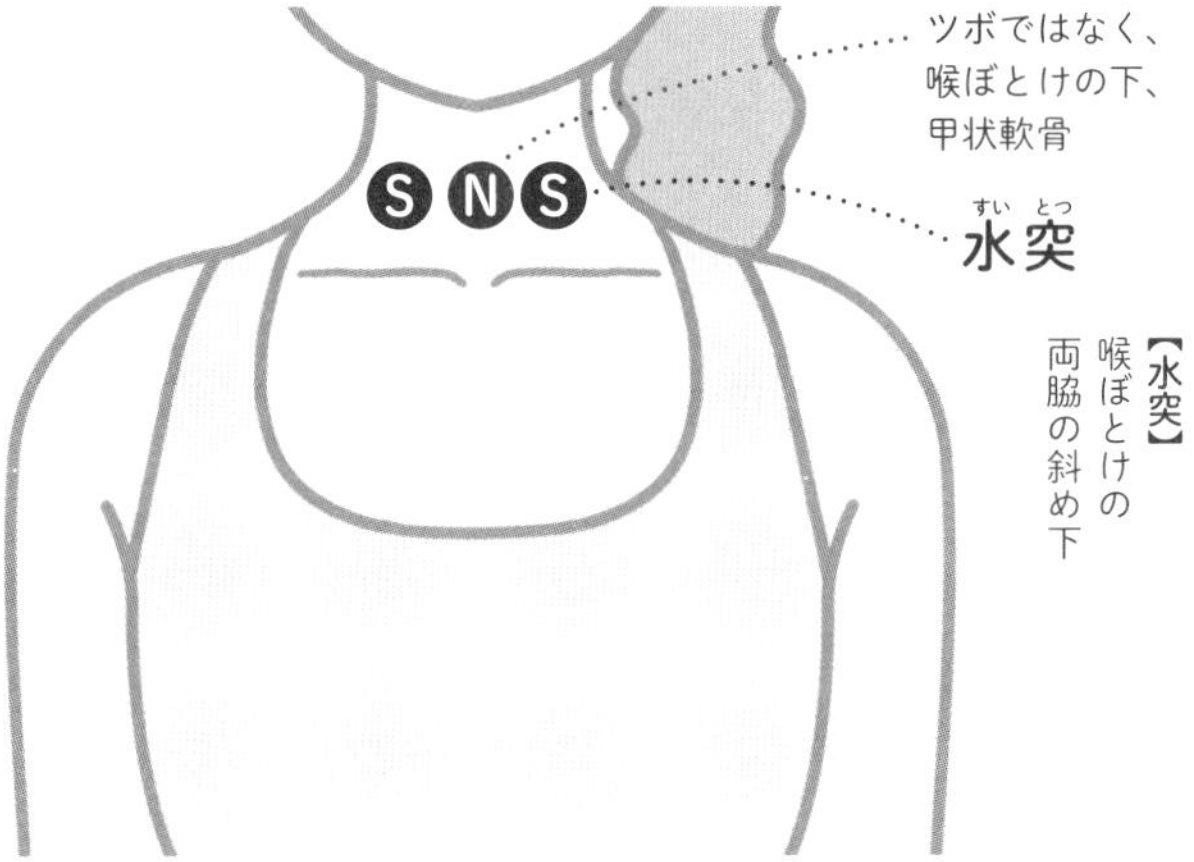
ツボではなく、
喉ぼとけの下、
甲状軟骨
S N S
水《すい》突《とつ》
【水突】
喉ぼとけの
両脇の斜め下

おまけ
情報

磁気バンの代わりに、市販のお灸を使って温めてもよいです

喉のつかえ

上の「喉の痛み」と貼り方は同じ。
プラス、首の前をストレッチして

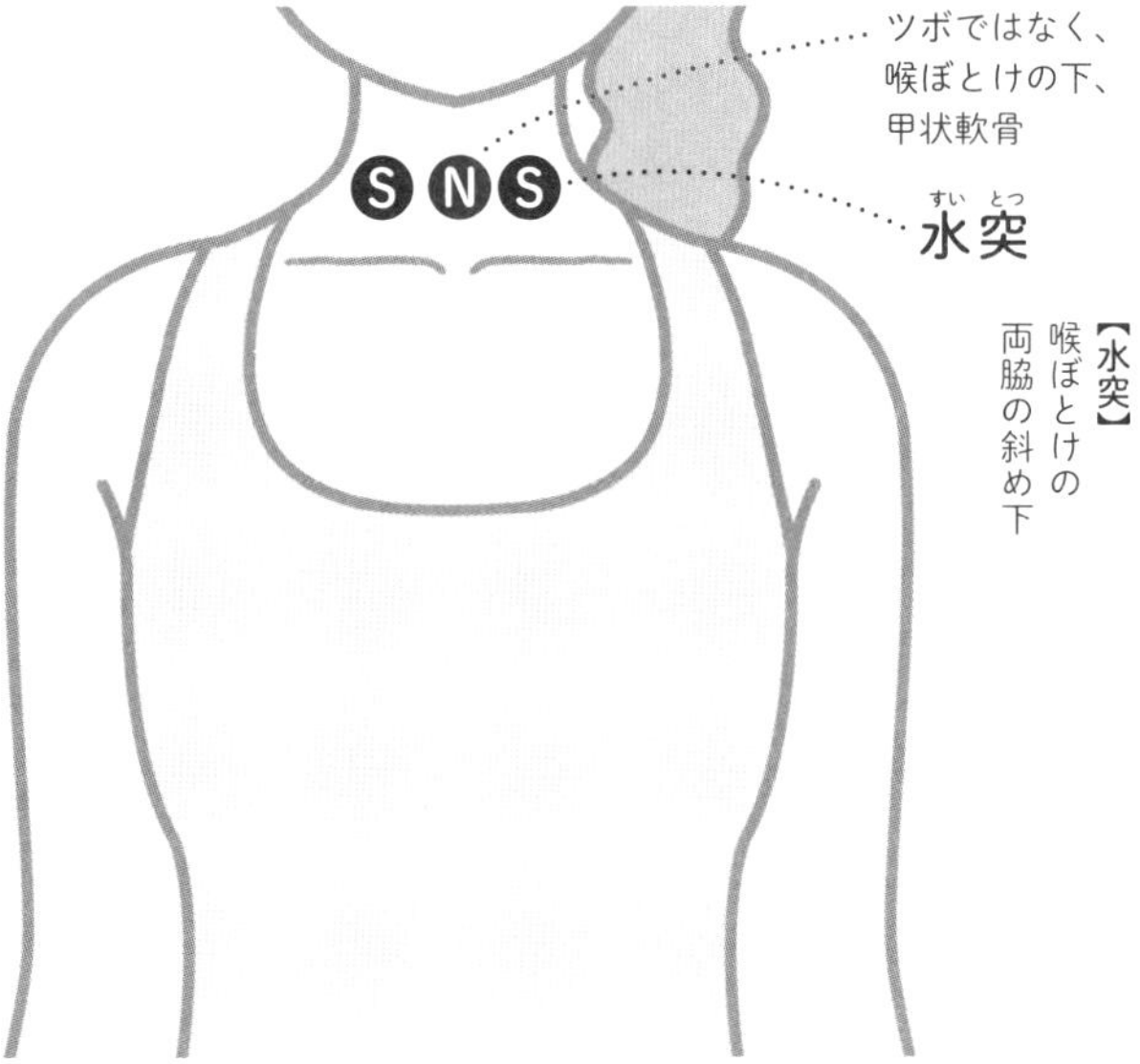
ツボではなく、
喉ぼとけの下、
甲状軟骨
S N S
水《すい》突《とつ》
【水突】
喉ぼとけの
両脇の斜め下

おまけ
情報

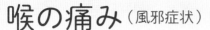

ケアの前に首の前側のストレッチを。胸の中央に両手を重ねて、グイと皮膚を下に引っ張り、顔を上に向ける。1セット30秒。緊張が強い人は、休みながら、2～3セット行うとよい

鼻水・鼻づまり

花粉症やアレルギーなどで
つらい症状を緩和

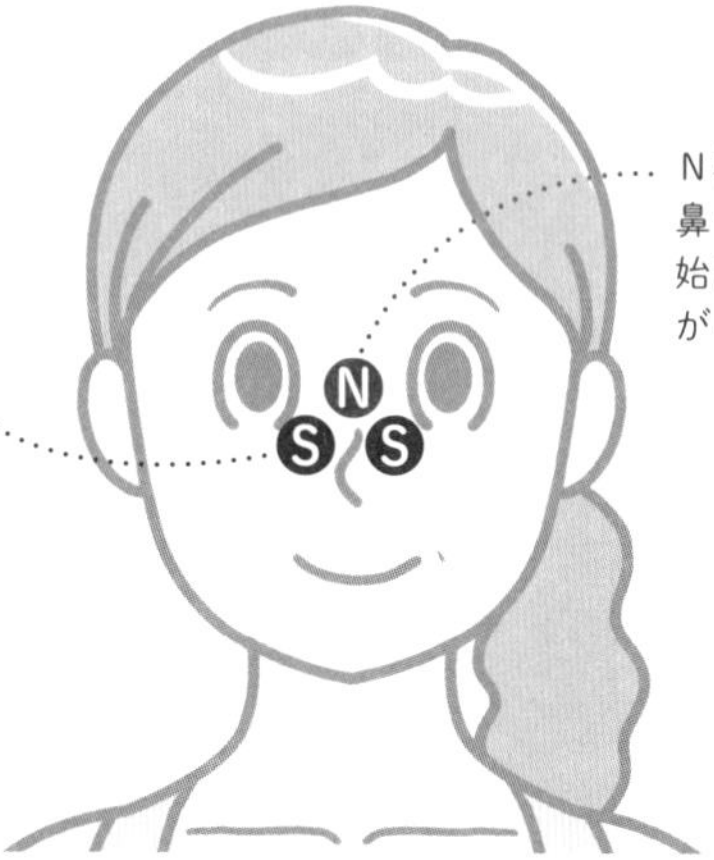

S極はツボの名称なし。鼻づまりや鼻がムズムズするときに指で押さえたくなるところ。指圧も可

N極はツボの名称なし。鼻骨のつけ根。鼻中隔の始まりから5㎜～1㎝下がったあたり

足のむくみ・だるさ

血行不良、
冷え性が原因の
むくみやだるさを解消

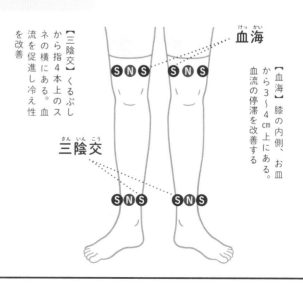

お腹の水抜きのツボ"中脘"にお灸すると効果的(P.77)。中脘はみぞおちとおへその中間にあります。気・血・水の水を整えるツボです。左足の3・4・5趾(中指・薬指・小指)を折り曲げて刺激するか、1本ずつ30秒間引っ張ってもいいでしょう

【三陰交】くるぶしから指4本上のスネの横にある。血流を促進し冷え性を改善

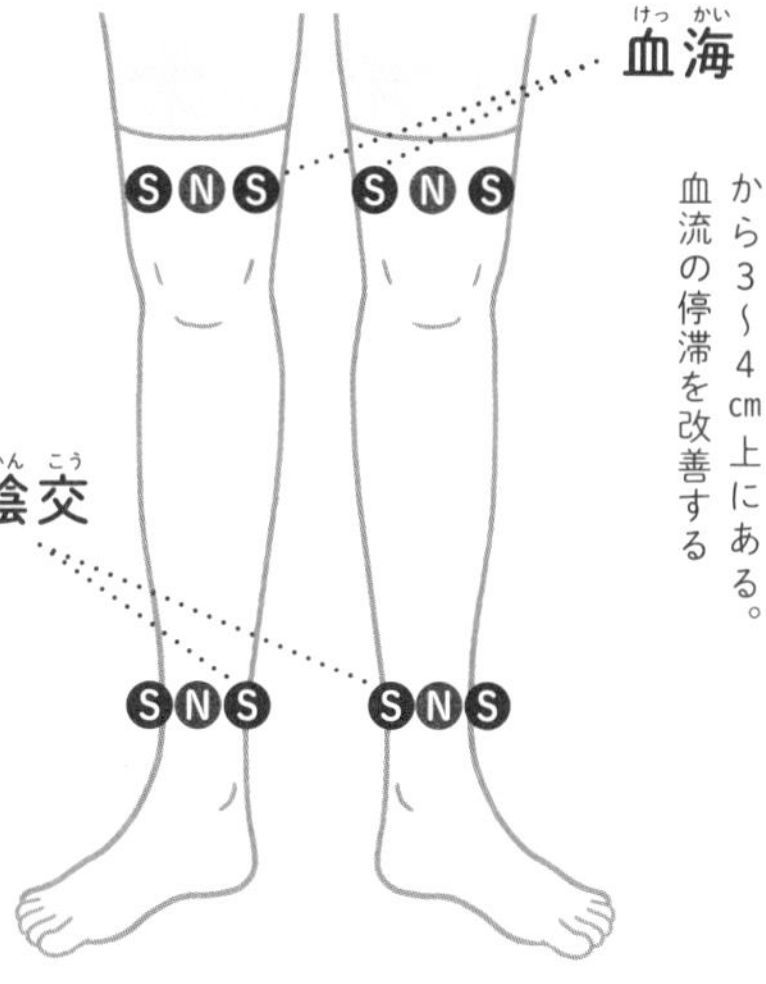

【血海】膝の内側、お皿から3～4㎝上にある。血流の停滞を改善する

ポチのワンポイント

ポチ お母さん、また旅行に連れてって。

友美 私も旅行に行きたいんだけど、乗り物酔いが心配で……。

ポチ 先生、乗り物酔いに効くツボを教えて。

雄彦 それだったら、「内関《ないかん》」というツボがあります。患部のケア（93ページ）をするときに、この内関に磁気バンを貼るといいですよ。ツボの場所は、手と手首の境目にあるシワの真ん中からひじ側に、指3本分の位置にあります。

友美 ケアをしたら、磁気バンは外したほうがいいの？

雄彦 貼ったままで乗り物に乗ってください。

ポチ ヤッタ。これで、家族で楽しく旅行に行けるワン。

コロナの後遺症、更年期障害、めまい……不調を治すセルフケア

さまざまな不調を改善するための磁気バンの貼り方を紹介してきましたが、ここまで紹介してきたケアは、ほかの不調にも有効です。

たとえば、**コロナの後遺症**は、**五臓ケア**（96ページ）のあと、**頭のもやもや感は頭痛のやり方**（118ページ）で、**息苦しさは息苦しさのやり方**（120ページ）でケアするといいでしょう。また、**全身のだるさや倦怠感**は、次のようなお腹の指圧をしてみましょう。

全身のだるさには、腹診（77ページ）**で紹介した肝・脾・腎のツボ**を指圧します。肝と脾は肋骨に近いので、肋骨を押さないように注意します。

イライラやパニック障害、不定愁訴にも**五臓ケア**が効果的です。そのうえで気になる痛みや不調をケアするといいでしょう。

ふらつきやめまいに悩まされる人は、**頭痛と冷え性**（116ページ）のやり方を行います。

逆流性食道炎・胃腸障害は、お腹の肝・脾・腎のツボを指圧し、さらに冷え性で紹介した手でへそのまわりを両手でさするケアも効果的です。

中年以上の方（特に女性）のなかには、**むずむず足症候群**で悩む方もいます。じっと座ったり横になったりすると、足がむずむずしたり、ピリピリしたり不快感が現れる症状です。そんなときには、むずむずするところを手でよくさすり、**足のむくみ・だるさ**（122ページ）のケアを行ってみてください。かゆみや痛みが軽減するはずです。

また、女性のなかには、**更年期障害**でつらい思いをされている方も多いでしょう。この場合も、**肝・脾・腎のツボ**を指圧すると効果的です。更年期障害は、気・血・水のバランスの乱れから起こっています。肝・脾・腎のツボを指圧することで、気・血・水のバランスを整えていきましょう。

みなさんの生活に、気軽にセルフケアを取り入れて、自分の機嫌は自分でとっていくようにしましょう。心身ともに健やかでいることは、何より大切だと思います。

おわりに

本書の監修、そしてセルフケアの解説を担当しました白井雄彦です。

東洋医学では、未病が重篤な病気になる前に自己治癒力を高め、症状を緩和、改善することを重視しています。

本書では五臓ケアで気・血・水を整え、自己治癒力を上げる方法や痛みや不調を感じる部位に直接働きかけて、症状を緩和する対症療法を紹介してきました。

五臓ケアも対症療法も、東洋医学を進化させた独自のケア法です。

みなさんにとっては初めて目にするケア法でしょう。そこで、実際の効果はどうなのか？　この方法で本当に良くなるのか？　と半信半疑の方がいるかもしれません。

疑いながらケアするより、**「絶対治る！」と信じて行うほうが効果は増します。**

そこで、実例を挙げておきましょう。

施術にみえたのは、子どものころから冷え性に悩んでいるという50代の女性でした。

「お風呂に入って、十分に体を温めてから就寝しても、すぐに足先が冷たくなって寝られない、なんとか冷え性を治したい」とのことです。

脈診や問診から判断すると、気・血・水の乱れが原因でしたので、五臓を整える鍼治療を行いました。

次に治療にみえたとき、冷え性が改善し、寝られるようになったと話してくれ、**つらい冷え性から「救われました！」**とおっしゃったのです。その言葉を聞いて、私も本当にうれしく思いました。

五臓を整える施術によって、**「原因不明のめまい、更年期障害ののぼせが改善した」「よく眠れるようになった」**など、長年の悩みを解決した方は数多くいらっしゃいます。

このように効果実証済みの治療法をもとに、鍼の代わりに磁気バンを使い、誰でもケアしやすいように改良、工夫したのが本書のケア法です。

ですから、自力で治せると信じてケアしてください。日々のケアは決して裏切りません。

今、悩んでいても、続けていけばつらい症状から解放されて、はつらつとした日々が過ごせるようになるはずです。

本書が、みなさまが心身ともに健やかに過ごすための一助になれば、治療家としてこれほど喜ばしいことはありません。

白井雄彦

著者
白《しら》井《い》天《てん》道《どう》
西住之江鍼灸整体院院長

YouTubeチャンネル「てんどう先生の腰痛チャンネル」を運営し、登録者数が12万人超えの人気整体師。鍼灸師。中国・上海医科大学の研修で本場の鍼灸を学ぶ。そのほか指圧、気功、日本古来の整体を学んで独自の治療法を開発している。
著書に、『寝ながら1分！からだの痛みを自分で治す本』『タイプ別診断で寝ながら治す脊柱管狭窄症』『寝ながら1分！からだの痛みを自分で治す本』『寝ながら1分！ねこ背がスーッと伸びる本』（以上、小社刊）、『すべり症を自分で治す本』（自由国民社）がある。

監修
白《しら》井《い》雄《たけ》彦《ひこ》

鍼灸師、あん摩マッサージ指圧師、柔道整復師。1986年に西住之江接骨院（現・西住之江鍼灸整体院）を開院。整体師歴は40年近く、オランダと香港に渡っての施術経験もある。白井天道氏の父。

すべての不調《ふちょう》を自分《じぶん》で治《なお》す
からだの地《ち》図《ず》帳《ちょう》
医《い》者《しゃ》や薬《くすり》に頼《たよ》らない！

2024年 4月 6日　初版第一刷発行

著者　白井天道
監修　白井雄彦
発行者　小川 淳
発行　SBクリエイティブ株式会社
〒105-0001 東京都港区虎ノ門2-2-1

執筆協力　小川美千子
デザイン　あんバターオフィス
イラスト　福場さおり
図版製作　RISTA DESIGN
組版　アーティザンカンパニー株式会社
編集　中本智子(SBクリエイティブ)
印刷・製本　三松堂株式会社

本書をお読みになったご意見・ご感想を下記URL、または左記QRコードよりお寄せください。
https://isbn2.sbcr.jp/23241/

落丁本、乱丁本は小社営業部にてお取り替えいたします。定価はカバーに記載されております。本書の内容に関するご質問等は、小社学芸書籍編集部まで必ず書面にてご連絡いただきますようお願いいたします。

Printed in Japan ISBN 978-4-8156-2324-1